医疗卫生信息公开

吕红 ◎ 编著

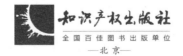

—北京—

图书在版编目（CIP）数据

医疗卫生信息公开/吕红编著. —北京：知识产权出版社，2022.10
ISBN 978-7-5130-8447-5

Ⅰ.①医… Ⅱ.①吕… Ⅲ.①医疗卫生服务—信息公开—教材 Ⅳ.①R197.324

中国版本图书馆 CIP 数据核字（2022）第 209236 号

内容提要

本书探讨了领域信息公开中关于医疗卫生信息公开这一新颖而前沿的研究主题，从多方面较系统地构建了信息公开研究地图，探讨了信息公开网络工具研究现状及其组合运用情况，界定了医疗卫生信息公开的概念内涵、基本原则、目录与作用、工作机构及其职责；从计量视角出发对医疗卫生信息公开热点主题与趋势变化进行识别，从医院信息公开网站角度调研了医疗卫生信息公开网站建设现状，提出了医疗卫生信息公开网站建设方面的优化策略与政策框架建议，探讨了医疗卫生机构信息公开网站栏目内容建设问题；基于计量视角揭示了卫生信息政策主题分布，较为系统地分析了医疗卫生信息公开政策的基本研究框架、制定协同动力模型和评价体系框架。

本书可供医疗卫生机构信息公开工作人员在实践中参考使用，对卫生信息管理类学科专业的教学科研人员、医疗卫生机构的管理者、医疗卫生行政管理部门的决策者等也有一定的借鉴参考价值。本书亦可供医学院校的信息资源管理、信息管理与信息系统等相关专业高年级本科生作为"卫生信息公开"选修课程的教材使用，以及作为研究生"医疗卫生机构信息公开"专题培训课程或研讨课程的教材使用。

责任编辑：张利萍		责任校对：谷 洋	
封面设计：回归线（北京）文化传媒有限公司		责任印制：刘译文	

医疗卫生信息公开

吕 红 编著

出版发行：知识产权出版社有限责任公司		网　　址：http://www.ipph.cn	
社　　址：北京市海淀区气象路 50 号院		邮　　编：100081	
责编电话：010-82000860 转 8387		责编邮箱：65109211@qq.com	
发行电话：010-82000860 转 8101/8102		发行传真：010-82000893/82005070/82000270	
印　　刷：天津嘉恒印务有限公司		经　　销：新华书店、各大网上书店及相关专业书店	
开　　本：720mm×1000mm　1/16		印　　张：11.5	
版　　次：2022 年 10 月第 1 版		印　　次：2022 年 10 月第 1 次印刷	
字　　数：201 千字		定　　价：69.00 元	
ISBN 978-7-5130-8447-5			

出版权专有　侵权必究
如有印装质量问题，本社负责调换。

前 言 FOREWORD

从本质上看，医疗卫生信息公开是政府信息公开在医疗卫生领域的延伸；从内容上看，医疗卫生信息公开是政府信息公开体系的组成内容之一。医疗卫生信息公开的实现是医疗卫生服务质量建设的内在需要：一方面，医疗卫生服务信息不对称问题的解决迫切需要加强医疗卫生服务信息公开；另一方面，政府卫生行政机构职能及医院服务意识的切实转变和重新定位也要求实现医疗卫生服务信息公开。医疗卫生信息公开既能强化信息披露与公开监督，又能为医疗卫生机构开展信息服务提供保障，在提升医疗卫生治理现代化水平过程中应加强医疗卫生信息公开制度建设。

本书从多个视角对医疗卫生信息公开相关问题进行了探索性分析，在一定程度上可为医疗卫生信息公开的科学研究与实践管理提供相应的借鉴和指导，该研究成果既是领域信息公开的组成部分，又是对领域信息公开研究的有益补充。无论是在信息公开、卫生信息管理、信息政策分析等领域，还是医疗卫生的信息公开实践领域，本研究成果都具有相应的参考意义与指导价值。从分章来看，全书的主要研究内容如下：

第1章从推进信息公开研究的视角构建了信息公开研究地图，分别对信息公开研究的演化阶段与研究力量布局进行分析，并探讨了信息公开研究的内容结构体系，并对领域信息公开问题进行了研究展望。

第2章分析了信息公开网络工具研究现状，从共词聚类与被引频次双重视角揭示信息公开网络工具内容主题并进行相应对比分析，结合信息公开网络工具应用现状与发展趋势提出了信息公开网络工具体系建设思路框架。

第3章主要围绕医疗卫生信息公开的基本理论问题进行探讨。首先，分析了医疗卫生信息公开的概念内涵与基本原则；其次，探讨了医疗卫生信息公开的目录与作用；再次，对医疗卫生信息公开工作机构及其职责进行分析；最后，从计量视角对医疗卫生信息公开领域的研究力量分布、研究主题结构及其变化趋势等基本问题进行揭示。

第4章选择以医院信息公开网站建设为例，对医疗卫生信息公开网站建设现状进行调研与评价，分别探讨了医疗卫生信息公开网站建设的必要性与可行性问题，提出了医疗卫生信息公开网站建设方面的优化策略与政策框架建议，探讨了医疗卫生机构信息公开网站栏目内容建设问题，分析了医院、基层医疗卫生机构、妇幼保健机构、疾病预防控制中心、健康教育机构、急救中心、血站、其他公共卫生机构八类医疗卫生信息公开网站的信息公开目录栏目结构及内容建设方案。

第5章主要从政策分析视角来探讨医疗卫生信息公开问题，该章基于计量视角揭示了卫生信息政策主题分布，尝试从医疗卫生信息公开政策的研究背景、本质内涵框架、基本研究框架三个方面出发探讨医疗卫生信息公开政策研究体系，并提出医疗卫生信息公开政策制定协同动力模型。此外，还探讨了医疗卫生信息公开政策评价的初步框架问题。

本书写作过程中参考借鉴了国内外许多专家、学者的论著和资料，在此表示衷心的感谢！此外，还要感谢湖北医药学院校基金资助计划项目（项目编号：2015QDJRW01）、2020年湖北高校省级教学团队（项目编号：172）、2021年湖北省高等学校省级教学研究项目（项目编号：2021388）、湖北省普通高等学校人文社科重点研究基地开放基金资助项目（项目编号：2022YB006）的支持与资助。

由于时间仓促和作者能力水平有限，书中疏漏与不妥之处在所难免，恳请专家学者批评指正。

吕红

湖北医药学院　卫生管理与卫生事业发展研究中心

湖北医药学院　公共卫生与健康学院

2022年7月

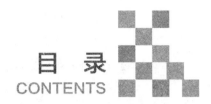

目录
CONTENTS

■ 第1章 推进信息公开研究：信息公开研究地图 ……………… / 001
   1.1 问题提出 / 001
   1.2 数据来源说明 / 002
   1.3 演化阶段分析 / 002
   1.4 研究力量布局分析 / 004
      1.4.1 期刊及其学科层面 / 004
      1.4.2 作者及其合作层面 / 005
      1.4.3 研究机构及其合作层面 / 009
   1.5 研究内容结构体系分析 / 010
   1.6 研究总结与研究展望 / 016

■ 第2章 信息公开网络工具研究 ……………………………… / 022
   2.1 数据来源与说明 / 023
      2.1.1 数据检索式构建与数据清洗 / 023
      2.1.2 基本情况分析 / 024
   2.2 基于期刊论文的研究主题分析 / 026
      2.2.1 基于共词分析的视角 / 027
      2.2.2 基于引用频次的视角 / 031
   2.3 基于学位论文的研究主题分析 / 042

2.3.1 基于共词分析的视角 / 042
2.3.2 基于引用频次的视角 / 045
2.4 研究主题对比分析与思考 / 054
2.5 信息公开网络工具组合运用思考 / 055

■ 第3章 医疗卫生信息公开的基本理论问题分析 ········· / 064
3.1 医疗卫生信息公开的内涵与基本原则 / 065
3.1.1 医疗卫生信息公开的内涵界定 / 065
3.1.2 医疗卫生信息公开的基本原则 / 066
3.2 医疗卫生信息公开的目录与作用 / 068
3.2.1 医疗卫生信息公开目录 / 068
3.2.2 医疗卫生信息公开的作用 / 070
3.3 医疗卫生信息公开工作机构及其职责 / 071
3.4 医疗卫生信息公开研究领域分析 / 073
3.4.1 数据来源与清洗 / 073
3.4.2 研究力量分布 / 073
3.4.3 研究主题分析 / 078

■ 第4章 医疗卫生信息公开网站建设与优化研究 ········· / 100
4.1 医疗卫生信息公开网站建设现状调查 / 100
4.1.1 调研平台确定及其调研内容说明 / 101
4.1.2 调研结果分析与评价 / 102
4.2 医疗卫生信息公开网站建设的必要性与可行性分析 / 109
4.2.1 医疗卫生信息公开网站建设的必要性分析 / 109
4.2.2 医疗卫生信息公开网站建设的可行性分析 / 111
4.3 医疗卫生信息公开网站建设优化策略与政策框架建议 / 112
4.3.1 医疗卫生信息公开网站建设优化策略 / 112
4.3.2 医疗卫生信息公开网站建设政策框架建议 / 113
4.4 医疗卫生信息公开网站导航栏目内容建设 / 115
4.5 医疗卫生机构信息公开目录栏目结构及内容设计 / 116

4.5.1 医院信息公开目录栏目结构及内容设计 / 116

4.5.2 基层医疗卫生机构信息公开目录栏目结构及内容
设计 / 121

4.5.3 妇幼保健机构信息公开目录栏目结构及内容设计 / 125

4.5.4 疾病预防控制中心信息公开目录栏目结构及内容
设计 / 129

4.5.5 健康教育机构信息公开目录栏目结构及内容设计 / 132

4.5.6 急救中心信息公开目录栏目结构及内容设计 / 134

4.5.7 血站信息公开目录栏目结构及内容设计 / 137

4.5.8 其他公共卫生机构信息公开目录栏目结构及内容
设计 / 139

第5章 医疗卫生信息公开政策研究 / 146

5.1 计量视角下卫生信息政策研究分析 / 146

5.1.1 数据来源与说明 / 147

5.1.2 领域研究力量分布分析 / 148

5.1.3 研究主题分析 / 149

5.1.4 研究总结与研究展望 / 153

5.2 医疗卫生信息公开政策的研究框架与制定协同模型 / 154

5.2.1 医疗卫生信息公开政策研究框架分析 / 154

5.2.2 医疗卫生信息公开政策制定协同动力模型分析 / 160

5.3 医疗卫生信息公开政策评价框架 / 163

5.3.1 医疗卫生信息公开政策评价价值分析 / 163

5.3.2 医疗卫生信息公开政策评价基本要素 / 166

第1章

推进信息公开研究：信息公开研究地图

1.1 问题提出

信息公开既是公众关注焦点，也是学界研究热点。政府信息公开已成为建立透明政府的热点和趋势[1]。政府层面实施信息公开对于促进经济增长、推进依法行政、实现人民的民主权利、防止与治理腐败等具有重要的意义[2]。掌握大量公共信息资源的各公共服务领域越来越重视信息公开工作，信息公开制度化是建设法治政府的重要举措。2007年1月17日，国务院第165次常务会议通过了《中华人民共和国政府信息公开条例》，2007年4月5日，中华人民共和国国务院令第492号公布了该条例，该条例对政府信息公开管理体制进行了规定，有力地推动了政府信息公开工作与政府信息公开管理制度建设。随着改革的深入和社会信息化的快速发展，该条例在实施过程中遇到一些新的问题。为了解决这些问题，2017年6月6日，国务院办公厅、法制办在总结政府信息公开实践经验的基础上，起草了《中华人民共和国政府信息公开条例（修订草案征求意见稿）》。2019年4月3日，中华人民共和国国务院令第711号公布修订后的《中华人民共和国政府信息公开条例》(本书中简称为《条例》),自2019年5月15日起施行,该条例共6章56条,分别为总则、公开的主体和范围、主动公开、依申请公开、监督和保障、附则[3]。经过多年的信息公开理论研究与实践工作,该研究领域积累了丰富的研究成果。目前信息公开研究领域发展所呈现出的研究力量如何?同时该研究领域已呈现出何种研究内容结构体系?针对这两大问题的探寻对深入推进信息公开研究有一定的参考与借鉴作用。为了更好地推动对信息公开相关问题的研究,本章尝试对该研究领域的研究力量布局与研究内容结构体系进行识别。

1.2 数据来源说明

以《中国学术期刊(网络版)》(China Academic Journal Network Publishing Database,本书中简称为CAJD)为数据来源进行检索。为提高研究数据的专指度,选择篇名作为检索字段,检索21世纪以来CAJD中所有篇名含有"信息公开"的研究文献,发文年份为2001—2017年。检索结果为5294条记录,检索时间为2017年9月26日。为更好地反映出21世纪以来CAJD平台所收录信息公开研究领域成果的最新动态与研究内容主题,笔者仅选择核心期刊(北大核心期刊或南大核心期刊)所载文献数据进行计量分析,即在高级检索界面将来源类别限定为入选过北大中文核心或者南大CSSCI来源核心(含扩展版)的期刊,检索结果仅1769条记录。为提高研究结论的可靠性,进一步逐篇查看并对数据进行清洗,共剔除106条记录(主要涉及有关信息公开的工作新闻宣传稿、会议报道、新闻通知、转载与优选出版文献等重复记录),最后剩余1663条核心期刊论文记录及其数据文本作为本章研究分析对象展开探讨。

1.3 演化阶段分析

研究领域文献数量的变化情况在一定程度上能反映出该领域的整体发展演化过程。根据1663篇核心期刊文献在其发表年份的数量分布情况绘制相应的基于CAJD核心期刊论文数据的信息公开研究文献年度分布图,如图1-1所示。

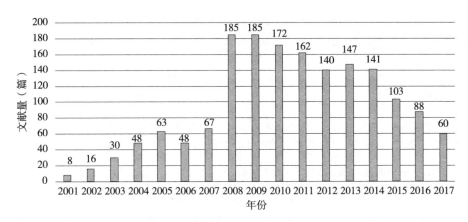

图 1-1　基于 CAJD 核心期刊论文数据的信息公开研究文献年度分布

如图 1-1 所示，21 世纪以来该研究领域核心期刊对信息公开的整体研究状况以 2008 年为节点可划分为两个演化阶段。2008 年以前，对信息公开领域的研究大致呈现出逐年"升温"的态势，2008 年和 2009 年是信息公开研究核心期刊论文成果数量最多的年份，反映出当时针对信息公开研究所展现出旺盛的研究热情，并在这两年达到研究数量的"峰值"，而这两年之后，核心期刊对信息公开的研究明显呈现出逐年"降温"的态势。具体来看，在前一阶段里，信息公开领域研究的核心期刊论文成果在数量上整体呈现出增长态势，具体表现为：2002 年在 2001 年 8 篇的基础上翻倍增长到 16 篇，并保持逐年增加的态势，直到 2005 年达到信息公开研究的第一个"高峰点"，发表在核心期刊的文献量达到 63 篇，2006 年出现短暂的"回落"现象，核心期刊文献量降至 48 篇，2007 年发表在核心期刊的文献量又"回升"至 67 篇，该年公布的《条例》为信息公开研究注入了新的活力，许多新的研究力量开始加入并推动着信息公开研究的深入和拓展，表现为次年发表在核心期刊的文献量将近 3 倍的增长，达到 2008 年的 185 篇，至此信息公开研究达到第二个"高峰点"，并持续保持至 2009 年。而在后一阶段里，信息公开领域在核心期刊上所刊发的研究论文在数量上整体呈现出下降态势，具体表现为：2010 年开始出现新的"回落"现象，核心期刊文献量逐年保持一定幅度的下滑，从 2009 年的 185 篇减少到 2010 年的 172 篇、2011 年的 162 篇，以及 2012 年的 140 篇，2013 年出现短暂的"升温"现象，核心期刊文献量增至 147 篇，这段时间出现了大量有关政府信息公开实施影响因素与绩效评估方面的研究成果，但 2014 年又小幅度回落到 141 篇。该段时间内，部分核心期刊对信息公开主题的研究热情开始消退。特别是从 2014 年开始，该领域核心期刊刊发的信息公开研究文献量开始大幅度"跳水"，表现为 2015 年发表在核心期刊的文献量减少至 103 篇，以及 2016 年的 88 篇。由于检索时间原因，导致 2017 年数据不全，但从整个变化趋势来看，2017 年发表在核心期刊的文献量或将同 2015 年或 2016 年发表在核心期刊的文献量持平。2017 年以后，虽然学术界与实务界对政府信息公开领域研究热度有所加强，但 CAJD 数据显示信息公开研究领域核心期刊的文献量在 2017 年之后的四年时间内（2018 年、2019 年、2020 年、2021 年）整体上呈现出年度文献量的平稳态（年均核心期刊文献量约 70 篇）。与相关研究结果进行对比分析发现，信息公开研究发展演化过程与政府信息公开研究发展演化过程基本一致[4]，同时也在一定程度上反映出政府信息公开研究是目前信息公开研究内容的最重要组成部分。

1.4 研究力量布局分析

识别领域研究力量布局有利于进一步明确核心情报源和主要研究力量，进而加强研究力量间的交流与合作。研究力量布局可从多个视角进行，如从期刊、作者、机构和学科等层面出发识别领域主要研究力量[5-7]。接下来，主要从期刊及其学科、作者及其合作情况、研究机构及其合作情况三个层面进行信息公开研究领域的研究力量布局分析。

1.4.1 期刊及其学科层面

从 CAJD 采集数据分析对象的期刊层面来看，目前 1663 篇信息公开领域研究文献共涉及核心期刊 363 种，刊均载文数值约 5 篇。分析发现，占期刊总数 79.34% 的 288 种期刊载文量小于刊均载文数值，其中占期刊总数约 44.35% 的 161 种期刊在 21 世纪以来刊发了该领域 1 篇文献，占期刊总数约 15.98% 的 58 种期刊在 21 世纪以来刊发了该领域 2 篇文献，可见在 21 世纪以来刊载过信息公开研究的大量核心期刊并未对信息公开研究领域进行持续关注。同时，信息公开研究成果刊载于小部分对该研究领域有着持续关注的核心期刊，具体表现为：占期刊总数约 7.7% 的 28 种期刊刊发了目前信息公开研究成果总数量约50.03%的832篇文献，可见这些核心期刊是目前信息公开研究领域的重要核心情报源，如表1-1所示。

表1-1 基于CAJD核心期刊论文数据的信息公开研究重要核心情报源

序号	期刊名	文献量（篇）	序号	期刊名	文献量（篇）
1	兰台世界	87	16	浙江档案	25
2	图书情报工作	59	17	中国档案	22
3	情报科学	49	18	情报资料工作	22
4	档案学通讯	45	19	山西档案	21
5	情报理论与实践	43	20	图书馆学研究	18
6	档案学研究	42	21	图书馆建设	16
7	中国行政管理	41	22	人民论坛	16
8	行政法学研究	36	23	档案	16
9	环境保护	33	24	图书馆理论与实践	15
10	档案与建设	33	25	云南行政学院学报	15
11	情报杂志	31	26	新闻记者	15
12	电子政务	29	27	财会通讯	11
13	现代情报	29	28	会计之友	11
14	档案管理	27	文献量合计（篇）	共832篇文献，约占总文献量1663篇的50.03%	
15	北京档案	25			

表1-1中有约占重要核心情报源67.86%的19种核心期刊来自图书情报与档案管理学科，其中有10种期刊属于档案学期刊，9种期刊属于图书情报学期刊，这在一定程度上表征出目前信息公开研究领域的核心力量主要来自图书情报与档案管理学科，且档案学对信息公开研究最为重视，是信息公开研究的主要阵地。法学类、行政管理类期刊偏少，加强法学与行政管理等学科对信息公开相关研究主题的关注将进一步完善信息公开的研究力量布局。

1.4.2 作者及其合作层面

从作者层面来看，1663篇核心期刊论文共涉及1792位作者，其中包含1231位第一署名作者。数据显示，约2/3的文献共计1114篇文献属于独立发文，占总文献量33.01%的549篇论文属于合作研究成果，其中428篇论文属于两人合作类型，81篇论文属于三人合作类型，29篇论文属于四人合作类型，6篇属于五人合作类型，5篇论文的合作人数≥6。可见，目前信息公开研究以独立发文为主（约2/3），以合作研究为辅（约1/3），且研究类型以两人合作最为普遍。表1-2显示，在不区分作者排序的情况下，占总作者数82.81%的1484位作者仅发表过1篇文章，占总作者数10.94%的196位作者仅发表过两篇文章，而发文量≥5的作者数量有32位，虽仅占总作者数的1.79%，但总发文量占到10.89%。此外，表1-2还显示，在区分作者排序并仅统计第一署名作者的情况下，占总作者数的百分比81.71%的1005位作者仅发表过1篇文章，占总作者数12.43%的153位作者仅发表过两篇文章，而发文量≥5的作者数量有21位，虽仅占总作者数的1.71%，但总发文量占到10.58%。基于CAJD核心期刊论文数据表明，目前信息公开研究领域中大部分作者未持续研究，仅占总作者数量不到2%的仅少数高产作者（发文量≥5）在持续研究，这些作者是信息公开研究的中坚力量，如表1-3所示。

表1-2 基于CAJD核心期刊论文数据的信息公开研究作者统计情况

	序号	分类	作者数（位）	占总作者数的百分比（%）	发文量（篇）	占总发文量的百分比（%）
不区分作者排序	1	发文量=1	1484	82.81	1484	61.70
	2	发文量=2	196	10.94	392	16.30
	3	发文量=3	53	2.96	159	6.61
	4	发文量=4	27	1.51	108	4.49
	5	发文量≥5	32	1.79	262	10.89
		合计	1792	100	2405	100
	序号	分类	作者数（位）	占总作者数的百分比（%）	发文量（篇）	占总发文量的百分比（%）
仅统计第一署名作者	1	发文量=1	1005	81.71	1005	60.43
	2	发文量=2	153	12.43	306	18.40
	3	发文量=3	32	2.60	96	5.77
	4	发文量=4	20	1.62	80	4.81
	5	发文量≥5	21	1.71	176	10.58
		合计	1231	100	1663	100

表 1-3 基于 CAJD 核心期刊论文数据的信息公开研究高产作者（发文量≥5）

不区分作者排序的情况下						仅统计第一署名作者的情况下		
发文排序	作者	文献量（篇）	发文排序	作者	文献量（篇）	发文排序	作者	文献量（篇）
1	马海群	32	21	赵培云	5	1	肖卫兵	26
2	肖卫兵	26	21	孙军	5	2	马海群	21
3	汪全胜	13	21	吴文革	5	3	汪全胜	12
4	段尧清	12	21	吴建南	5	4	段尧清	11
5	相丽玲	10	21	连志英	5	5	张江珊	9
5	吕红	10	21	莫于川	5	5	相丽玲	9
7	张江珊	9	21	李学	5	7	尹晓敏	8
8	吕艳滨	8	21	王军	5	8	朱红灿	7
8	王敬波	8	21	杨霞	5	8	王敬波	7
8	尹晓敏	8	21	朱庆华	5	8	赵正群	7
11	董妍	7	21	张新民	5	8	周毅	7
11	周毅	7				12	吕艳滨	6
11	汪银霞	7				12	周汉华	6
11	朱红灿	7				14	赵培云	5
11	赵正群	7				14	吕红	5
11	郑烨	7				14	李学	5
17	后向东	6				14	郑烨	5
17	陈能华	6				14	后向东	5
17	周汉华	6				14	莫于川	5
17	罗贤春	6				14	连志英	5
21	牛红亮	5				14	杨霞	5

注：在不区分作者排序的情况下，一篇文献有可能被计算多次，故在此情况下，总文献数量将大于 1663 篇。另外，这里仅以入选过北大中文核心和南大 CSSCI 核心（含扩展版）的期刊所载篇名含有"信息公开"的论文为分析对象，故存在少数作者在非核心期刊上也发表过较多数量的信息公开研究成果未被纳入统计。

如表 1-3 所示，从发文视角看，肖卫兵、马海群、汪全胜、段尧清、张江珊、相丽玲、尹晓敏、朱红灿、王敬波、赵正群、周毅等学者是目前国内信息公开研究领域的重要作者。进一步对这些重要作者在信息公开领域的研究成果进行分析发现，主要涵盖三个研究主题：一是政府信息公开（涉及制度建设、申请机制、诉讼制度、立法、满意度研究等问题），代表学者有肖卫兵、汪全胜、段尧清、相丽玲、朱红灿、王敬波、赵正群；二是高校信息公开（涉及制度建设与政策分析），代表学者有马海群、尹晓敏；三是档案信息公开（涉及档案信息公开立法、政府信息公开背景下档案开放管理制度），代表学者有张江珊、周毅。基于 CAJD 核心期刊论文数据表明，目前信息公开研究力量主要布局在三大研究内容主题，分别是政府信息公开、高校信息公开和档案信息公开。

作者合作网络可从合作研究层面来揭示研究作者的布局情况。统计显示，1663 篇论文共涉及 1792 位作者，其中至少发表过 2 篇文献的作者共有 308 位，笔者这里仅对发文量≥2 的这 308 位作者之间的合作情况进行分析。数据分析显示，这 308 位作者中有 179 位作者未与发文量≥2 篇的其他作者有过合作，对 308 位作者合作网络中 179 位作者所代表的孤立点删除后还剩 129 位作者，仅显示发文量≥2 篇的 129 位作者的合作网络，如图 1-2 所示。

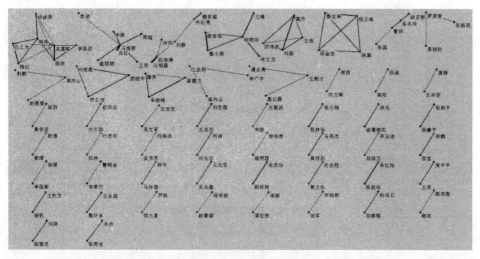

图 1-2　基于 CAJD 核心期刊论文数据的信息公开研究领域作者合作网络（发文量≥2）

图 1-2 中作者之间有连线则表示作者间有直接合作研究，而作者之间连线的粗细反映作者合作研究强度，连线越粗则合作研究强度越大，反之亦然。图 1-2 的数据显示，目前信息公开合作研究以两人合作模式为主，且图 1-2 的合作网络中合作研究成员人数≥4 的团队有 7 个，按照团队人数递减排列依次是：①西安交通大学的郑烨、吴建南、胡春萍、梅红、任之光、阎波、李

泓波等组成的研究团队,该研究团队主要研究科学基金信息公开、政府信息公开影响因素;②黑龙江大学以马海群为中心的研究团队,该研究团队主要研究高校信息公开政策评估与制度构建问题;③华中师范大学以段尧清为中心的研究团队,该研究团队主要研究政府信息公开满意度测度模型及其应用研究;④山西大学以相丽玲为中心的研究团队,该研究团队主要侧重对政府信息公开制度方面的研究;⑤南京农业大学的刘磊、邵伟波、魏丹、王浩等组成的研究团队,该研究团队主要侧重对政府信息公开的公众需求分析与绩效评估方面的研究;⑥《瞭望》新闻周刊的程义峰、秦亚洲、陈冀、杨金志等组成的研究团队,该团队主要侧重对政府信息公开实施现状情况与经验方面的总结探讨;⑦由南开大学赵正群、天津科技大学董妍等组成的研究团队,该研究团队主要研究信息公开法制建设问题,包括信息公开诉讼制度及案例分析、政府信息公开例外规则等内容。

1.4.3 研究机构及其合作层面

利用科技文本挖掘与可视化软件 CiteSpace(版本:5.1.R6.SE)绘制机构合作网络知识图谱[8],从研究机构层面来探讨信息公开研究力量布局情况。软件参数的基本设置情况为:2001—2017 年的数据时区分割设置为 3 年进行一次切割,节点类型选择 Institution,提取节点阈值选择为每个时间切片中频次排名前 10%的研究机构。基于 CAJD 核心期刊论文数据的信息公开研究机构合作网络知识图谱,如图 1-3 所示。图 1-3 中的圆环节点及其对应标签的大小与节点所对应的研究机构发文数量呈正比,即研究机构发文越多,其对应的节点及其标签显示就越大,而节点之间的连线反映出节点对应研究机构的合作关系。

如图 1-3 所示,基于 CAJD 核心期刊论文数据,武汉大学信息管理学院、黑龙江大学信息资源管理研究中心、黑龙江大学信息管理学院、中国人民大学法学院、中国人民大学信息资源管理学院、湘潭大学公共管理学院、上海政法学院等是目前信息公开研究的重要研究机构。同时,目前该研究领域形成了以信息管理院系为主,法学院系与公共管理院系为辅的研究机构力量布局,且不同类型院系如信息管理院系与法学院系及公共管理院系之间的合作力度普遍不高,亟待加强协同研究。从合作网络知识图谱来看,目前该研究领域在机构层面的合作偏少，较为明显的仅有以武汉大学信息管理学院、黑龙江大学信息管理学院、黑龙江大学信息资源管理研究中心、中国人民大学信息资源管理学院、华中师范大学信息管理系等研究机构组成的合作网。此外，从圆环节点的变化来看，大部分研究机构的成果发表年份为2008—2014年，从时间上来看，该时间段主要对应着图1-1中信息公开研究领域的后一个演化阶段。

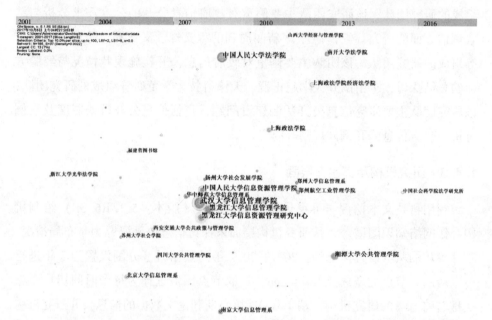

图1-3　基于CAJD核心期刊论文数据的信息公开研究机构合作网络知识图谱

1.5　研究内容结构体系分析

研究内容结构体系分析有利于从内容层面进一步把握领域研究重点主题，厘清研究领域发展思路与研究方向进而完善优化研究结构体系。共词分析法是进行研究内容分析的常用方法之一，基于关键词进行共词聚类分析可以确定学科领域的研究结构[9-11]。共词分析主要通过定量揭示关键词间的亲疏关系进而反映关键词所代表的主题内容结构。通过共词聚类分析绘制的聚类树状图常用以展示学科领域的主题结构[12-13]。经统计分析发现，1663篇论文共涉及3702个关键词，篇均关键词约2个，且大量关键词的频次较低，表现为3372个关键词（占关键词总量的91.09%）出现频次≤3，其中2759个关键词（占关键词总量的74.53%）出现频次为1；449个关键词（占关键词总量的12.13%）出现频次为2；164个关键词（占关键词总量的4.4%）出现频次为3。通常情况下，高频关键词在一定程度上能反映出领域主要研究热点，因而基于高频关键词的共词聚类分析可在识别领域研究热点的基础上大致揭示领域的主要研究内容结构，笔者仅选择词频>20的33个关键词（约占总关键词数的0.89%，词频数值累计约占关键词总词频数的26.24%）界定为高频关键词并进行共词聚类，高频关键词及其频次信息，如表1-4所示。

表1-4 基于CAJD核心期刊论文数据的信息公开研究高频关键词（词频数值>20）

编号	关键词	词频数值	编号	关键词	词频数值
1	信息公开	511	18	政府	33
2	政府信息公开	418	19	信息公开立法	32
3	政府信息	136	20	政府信息公开条例	31
4	知情权	96	21	公众参与	29
5	公共图书馆	67	22	信息公开法	29
6	电子政务	62	23	公开	29
7	现行文件	62	24	信息公开规定	27
8	政务信息公开	55	25	信息查阅	26
9	档案开放	52	26	档案工作	25
10	信息公开制度	47	27	图书馆	24
11	环境信息公开	46	28	档案馆	24
12	公民知情权	45	29	立法	24
13	公开信息	43	30	隐私权	23
14	国家秘密	42	31	档案利用	22
15	国家档案馆	36	32	对策	21
16	高校	35	33	政务信息	21
17	档案信息	34	以上33个关键词的累计词频数值		2207

根据共词分析方法的基本原理与过程[14]，对高频关键词相互间的共现情况进行数据处理并获得高频关键词原始共词矩阵（33×33）。基于CAJD核心

期刊论文数据的信息公开领域高频关键词的共词原始矩阵，如表1-5所示。

表1-5 基于CAJD核心期刊的信息公开领域高频关键词的共词原始矩阵（部分）

关键词	信息公开	政府信息公开	政府信息	知情权	公共图书馆	电子政务	现行文件	政务信息公开	档案开放	信息公开制度	环境信息公开	……	政务信息
信息公开	511	2	75	40	11	21	1	0	4	1	0	……	2
政府信息公开	2	418	10	32	32	18	1	0	15	5	0	……	0
政府信息	75	10	136	10	13	9	2	0	2	1	0	……	1
知情权	40	32	10	96	0	2	0	1	0	1	1	……	1
公共图书馆	11	32	13	0	67	2	10	2	0	0	0	……	1
电子政务	21	18	9	2	2	62	3	5	4	0	0	……	1
现行文件	1	1	2	0	10	3	62	19	13	1	0	……	3
政务信息公开	0	0	0	1	2	5	19	55	5	4	0	……	1
档案开放	4	15	2	1	0	4	13	5	52	0	0	……	2
信息公开制度	1	5	1	1	0	0	1	4	0	47	0	……	1
环境信息公开	0	0	0	1	0	0	0	0	0	0	46	……	0
……													
政务信息	2	0	1	1	1	1	3	1	2	1	0	……	21

文献计量网络工具VOSviewer在聚类知识图谱等方面具有相应优势[15-16]，本章尝试借助该工具（Version 1.6.16）从关键词共现的视角来呈现信息公开领域的研究内容结构体系。将信息公开领域高频关键词的共词原始矩阵（33×33）转换为VOSviewer可处理的数据格式并导入该工具，在标准化方法方面选择VOSviewer提供的"Association strength"进行规范化处理，在聚类设置参数中将最小聚类数值设定为3，并选择网络视图（Network Visualization）进行可视化呈现[17]。基于CAJD核心期刊论文数据的信息公开领域高频关键词共现网络视图，如图1-4所示。

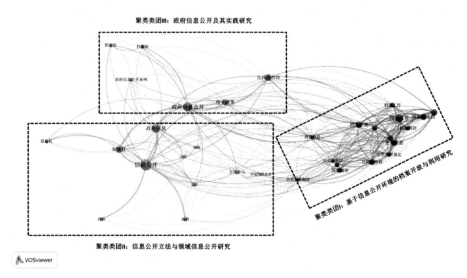

图 1-4　基于 CAJD 核心期刊论文数据的信息公开领域高频关键词共现网络

图 1-4 中圆形节点对应相应的高频关键词，且圆形节点的权重数值与节点及其标签字体大小成正比，若关键词之间存在共现关系则产生相应的节点连线，节点连线粗细反映了共现强弱，相似度较高的节点表现出相同的灰度且归属于相同的聚类类团。由图 1-4 可知，基于 CAJD 核心期刊论文数据的信息公开领域研究内容结构体系主要由三部分构成，按照聚类类团规模（由聚类类团中所包含的高频关键词数量来表征）的大小依次是：聚类类团Ⅰ（高频关键词数=16）：基于信息公开环境的档案开放与利用研究；聚类类团Ⅱ（高频关键词数=11）：信息公开立法与领域信息公开研究；聚类类团Ⅲ（高频关键词数=6）：政府信息公开及其实践研究。

（1）聚类类团Ⅰ：基于信息公开环境的档案开放与利用研究

伴随着政府信息公开工作的推进与深入开展，对档案管理工作提出了新要求，可以说信息公开大环境给档案管理带来新的活力。如何在政府信息公开大环境下制定并完善相应档案管理制度特别是关于档案开放与利用方面的管理制度是政府信息公开背景下档案创新管理的方向。政府档案利用是政府信息公开的重要组成部分，将机关档案利用作为政府信息公开的有机组成部分，保障公众对档案馆中政府档案的利用权[18]。从对该研究内容主题的成果分析来看，如何在理念与实践双重层面实现政府信息公开环境下档案开放制度的创新发展,特别是政府信息公开工作与档案信息开放与利用之间的整合问题,以及政府信息公开大环境下的档案开放与利用过程中所不可忽视的信息保密等问题是目前学界和实务界极为关注的问题。无论是政府信息公开走向政府数据开放,还是两者进行分立并行发展,新的环境下档案服务与管理制度创新问题都是当前档案工作改革创新过程中需要迫切思考的问题。

(2)聚类类团Ⅱ:信息公开立法与领域信息公开研究

为有效保障公民权利,实现民主政治,有必要通过信息公开立法的方式为知情权提供法律保障。要实现公民知情权,其前提是信息公开有法律层面的认可。"基于知情权的信息公开"是五种"信息公开"基本类型之一[19],政府信息公开制度目前正处于快速发展阶段,不断变革完善以适应现实情况是其突出特征,信息公开法的发展变革是在客观规律——信息公开法的基本矛盾的支配下有序前进的[20]。信息公开的特殊性是由信息公开法律制度的基本矛盾所决定的,信息公开法律制度的基本矛盾就是法律的确定性与信息的多样性之间的矛盾[21]。政府信息公开已成为现代国家建设民主法治社会的必然要求与衡量指标,公民的知情权是政府信息公开的立法依据[22]。从公民知情权保障及其内在要求来看,应逐步完善信息公开制度并考虑加快信息公开立法进程。

《国务院办公厅关于印发 2015 年政府信息公开工作要点的通知》(国办发〔2015〕22 号)第一条,明确提出了推进重点领域信息公开的要求,且其中第五项明确了推进公共服务信息公开方面的要求,包括社会保险信息公开、社会救助信息公开、教育领域信息公开、医疗卫生领域信息公开[23]。《国务院办公厅关于印发 2016 年政务公开工作要点的通知》(国办发〔2016〕19 号)第三条分六项明确了推进领域信息公开分别是推进扶贫工作信息公开,推进社会救助信息公开,推进就业创业信息公开,推进棚户区改造、农村危房改造和保障性住房信息公开,推进环境保护信息公开,推进教育、卫生和食品药品安全信息公开[24]。《国务院办公厅关于印发 2017 年政务公开工作要点的通知》(国办发〔2017〕24 号)第四条分四项明确了推进领域信息公开分别是推进扶贫脱贫和社会救助信息公开、推进环境保护信息公开、推进教育卫生领域信息公开、推进食品药品安全领域信息公开[25]。伴随着领域信息公开工作的推进,有关领域信息公开的学术研究也逐渐增多。《条例》的第五十五条规定:"教育、卫生健康、供水、供电、供气、供热、环境保护、公共交通等与人民群众利益密切相关的公共企事业单位,公开在提供社会公共服务过程中制作、获取的信息,依照相关法律、法规和国务院有关主管部门或者机构的规定执行。"教育、医疗卫生、环境保护、公共交通等领域信息公开相关问题受到学术界与实务界的关注度越来越高,从目前研究成果看,有关教育领域信息公开与环保领域信息公开方面的研究热度较高,特别在高等学校信息公开研究方面积累了较多研究成果。

(3)聚类类团Ⅲ:政府信息公开及其实践研究

"两馆"(国家档案馆、公共图书馆)在政府信息公开中的作用及角色定位是政府信息公开及其实践研究方面所关注的重要内容之一。从《条例》第二十五条规定来看,"两馆"(国家档案馆、公共图书馆)与政务服务场所一起,共同属于法定的政府信息查阅场所,同时该条还规定了"行政机关应当及时向国家档案馆、公共图书馆提供主动公开的政府信息"。可见"两馆"与政府信息公开工作的紧密关系及其在政府信息公开及其实践中具有重要作用。一方面,该条规定明确了"两馆"在政府信息公开中的角色定位是归属于法定的政府信息查阅场所;另一方面,其为各级国家档案馆与公共图书馆在政府信息公开服务环节提供了新的发展空间。"两馆"在政府信息公开中的角色定位对其而言既是难得的机遇,又面临挑战。因此,"两馆"应明确其在政府信息公开中的新角色定位。新形势下培养和发挥自身的公共性、以公共服务为导向应当成为国家档案馆重新进行角色定位的新视角[26-27]。从保障公民信息获取来看,公共图书馆作为政府信息公开法定场所之一是合适的。公共图书馆在政府信息公开体系中的主要作用和任务如下[28]:参与基本标准的制定、组织整合与揭示政府信息资源、开展政府信息服务、长期保存和永久利用政府信息、降低政府信息公开的成本。公共图书馆在政府信息公开中的角色定位[29]:政府信息公开者、政府信息的查询场所、政府信息的深加工者、政府信息素养的培养者。公共图书馆与公共档案馆有必要通过各自优势的协同发挥来共建政府信息公开服务[30]。在政府信息公开、政府开放数据大背景下,可从明晰公开服务目的、创新公开服务内容、变革公开服务模式、提升公开服务绩效、满足多元化个性化的信息需求等方面出发思考"两馆"在政府信息公开中的新作用任务及角色定位。

1.6 研究总结与研究展望

建立政府信息公开制度是民主国家的标志和象征，是法治信息社会的必然选择[31]。来自不同学科背景的学者分别从法学、经济学、信息资源管理等视角出发探讨政府信息公开制度问题。从研究规模来看，对政府信息公开制度的研究最多，且目前主要集中的研究内容是探讨政府信息公开制度的立法目的、法理基础，国内外政府信息公开制度的对比分析，以及通过政府信息公开制度实施存在的问题与现实困境分析进而提出相应的改进完善途径。从目前针对政府信息公开制度实施的各类调研情况分析来看，完善政府信息公开制度的相关建议主要有提升政府信息公开立法位阶、加强相关机构建设、制定并细化公开标准、注重服务绩效提升等方面。从量变到质变，政府信息公开制度建设势必要经过持续的制度创新变迁，而其不断演进的推动力源于制度供需双方的动态博弈，这也是政府信息公开制度建设的基础力量[32]。因此，将协同理念贯穿于整个政府信息公开制度建设过程十分重要。从该研究领域学者的研究内容及趋势变化来看[33-34]，新信息技术背景下，政府信息公开制度与服务创新及其质量测度等方面的实证研究还有待进一步加强。

本章基于CAJD核心期刊论文数据对信息公开研究力量与研究内容结构体系进行了探讨。从期刊、作者与机构等层面分析结果来看，信息公开研究力量布局呈现出明显的特征：载文期刊、发文作者与研究机构分布情况较为广泛且相对分散，而产出的研究成果又高度集中于少部分重要期刊情报源、高产作者和重要研究机构。总体来看，图书情报与档案管理学科、以肖卫兵和马海群等为代表的高产作者群、高校的信息管理院系共同组成了目前该研究领域的主要研究力量。目前档案学学科对信息公开研究最为关注，从研究者合作情况来看，领域研究者以独立发文为主并以两人合作研究类型为辅，且研究力量主要集中在政府信息公开、高校信息公开和档案信息公开三大研究主题方面的探讨，而研究机构合作研究偏少且不同类型院系研究机构的协同研究更是稀少。总体来看，基于CAJD核心期刊论文数据显示，信息公开研究力量布局还有待进一步优化完善，如法学与行政管理等学科核心期刊的关注、研究者之间加强学术交流与科研合作以拓展信息公开研究内容主题、研究机构特别是不同类型研究机构间开展协同合作研究。此外，除了加强现有研究力量间的合作研究外，还应加强现有研究力量与信息公开工作机构的协同合作，如积极促使研究机构与各级各类信息公开管理工作机构合作成立相应的信息公开研究中心，将理论研究与应用研究紧密结合起来实现二者的深层次融合发展，进而共同推进信息公开研究走向新高度。伴随着政府信息公开工作的有力推进，该研究领域的研究成果在研究内容上也表现出明显的变化，即逐渐从信息公开基础理论研究转向信息公开应用实践研究，同时针对具体领域层面的信息公开研究开始得到重视，如教育信息公开、环保信息公开等。文献调研发现，目前学术界对环境信息公开的研究大致始于1999年，而对教育信息公开研究始于2004年，且从研究规模来看，目前作为领域信息公开组成内容的环境信息公开、教育信息公开受到了最多的研究关注。相较于环保信息公开、教育信息公开的研究关注度，目前医疗卫生信息公开的研究关注度相对较低。解决医患矛盾纠纷、转变政府卫生行政机构职能、重新定位医院医疗服务都迫切要求从制度层面进行医疗卫生服务信息公开的实现[35-36]。医疗卫生机构作为与人民群众利益密切相关的公共机构，积极推行医疗卫生信息公开具有重要的价值作用，该领域研究始于2003年前后，研究进展较为缓慢且研究内容主题分散性较高[37]。

《国家卫生健康委办公厅关于印发医疗卫生机构信息公开基本目录的通知》（国卫办政务发〔2022〕1号）指出，为贯彻落实《条例》，进一步规范医疗卫生机构信息公开工作，国家卫生健康委会同国家中医药局、国家疾控局组织制定了《医疗卫生机构信息公开基本目录》（本书中简称为《目录》），《目录》明确了医院、基层医疗卫生机构、妇幼保健机构、疾病预防控制中心、健康教育机构、急救中心、血站、其他公共卫生机构等8类医疗卫生机构信息公开基本目录，该通知明确了相应医疗卫生服务信息公开工作的要求，有利于规范医疗卫生服务信息公开工作；该通知还指出，《国家卫生计生委办公厅关于印发〈医院、计划生育技术服务机构等9类医疗卫生机构信息公开目录〉的通知》（国卫办政务发〔2015〕12号）同时废止[38]。《国务院办公厅关于印发〈公共企事业单位信息公开规定制定办法〉的通知》（国办发〔2020〕50号）（本书中简称为《制定办法》）第二条指出，国务院有关主管部门应当根据《条例》第五十五条和《制定办法》的要求，制定或者修订教育、卫生健康等领域的公共企事业单位信息公开规定[39]。《条例》《制定办法》对于建立健全公共企事业单位信息公开制度具有非常重要的作用，将深入推进领域信息公开工作。伴随着领域信息公开工作的推进，有关领域信息公开的学术研究也逐渐增多。环保信息公开制度、教育信息公开制度、医疗卫生信息公开制度等都仅仅是政府信息公开制度的组成部分之一，除了考虑环保领域、教育领域、医疗卫生领域的特性外，还要注意其与政府信息公开制度的协同关系。领域信息公开研究方面的深入开展在一定程度上反映出信息公开理论研究方面的逐步完善，同时也对信息公开研究内容框架的进一步完善和深化提出了新的挑战。

参考文献

[1] 褚松燕．我国政府信息公开的现状分析与思考［J］．新视野，2003（3）：31-33.

[2] 周汉华．起草《政府信息公开条例》（专家建议稿）的基本考虑［J］．法学研究，2002（6）：75-97.

[3] 中华人民共和国政府信息公开条例（中华人民共和国国务院令第711号）［EB/OL］．［2021-10-19］．http://www.gov.cn/zhengce/content/2019-04/15/content_5382991.htm?tdsourcetag=s_pcqq_aiomsg.

[4] 吕红，马海群．国内政府信息公开研究现状与展望——迈向政府数据开放［J］．现代情报，2016，36（5）：158-164.

[5] 郑刚，朱凌，陈悦．中国创新地图——基于文献计量学的我国创新管理研究力量分布研究［J］．科学学研究，2008，26（2）：442-448.

[6] 滕立．网络视角下的中国专利研究现状——研究力量分布、知识基础与研究主题［J］．情报杂志，2013，32（12）：57，83-87.

[7] 吕红．国内人文社会科学视野下大数据研究力量布局与研究前沿识别［J］．现代情报，2017，37（3）：132-140.

[8] CHEN C. CiteSpace Ⅱ：Detecting and visualizing emerging trends and transient patterns in scientific literature［J］．Journal of the Association for Information Science & Technology，2006，57（3）：359-377.

[9] 张勤, 马费成. 国内知识管理研究结构探讨——以共词分析为方法 [J]. 情报学报, 2008, 27 (1): 93-101.

[10] 张勤, 徐绪松. 共词分析法与可视化技术的结合: 揭示国外知识管理研究结构 [J]. 管理工程学报, 2008, 22 (4): 30-35.

[11] 吕一博, 程露. 基于共词网络的我国创新管理研究结构分析 [J]. 管理学报, 2011, 8 (10): 1541-1548.

[12] 杨颖, 崔雷. 基于共词分析的学科结构可视化表达方法的探讨 [J]. 现代情报, 2011, 31 (1): 91-96.

[13] 邱均平, 吕红. 基于CSSCI的国内竞争情报研究结构及其发展思路分析 [J]. 情报理论与实践, 2013, 36 (11): 5-9.

[14] 储节旺, 郭春侠. 共词分析法的基本原理及EXCEL实现 [J]. 情报科学, 2011, 29 (6): 931-934.

[15] 左丽华, 肖仙桃. 知识图谱可视化工具VOSViewer和NWB Tool的比较研究 [J]. 情报科学, 2015, 33 (2): 95-99.

[16] VAN ECK N J, WALTMAN L. Software survey: VOSviewer, a computer program for bibliometric mapping [J]. Scientometrics, 2010, 84 (2): 523-538.

[17] VAN ECK, N J, WALTMAN L. How to normalize cooccurrence data? An analysis of some well-known similarity measures [J]. Journal of the American Society for Information Science and Technology, 2009, 60 (8): 1635-1651.

[18] 蒋冠. 政府信息公开背景下档案管理制度优化探析 [J]. 档案学研究, 2009 (6): 44-46.

[19] 后向东. 论"信息公开"的五种基本类型 [J]. 中国行政管理, 2015 (1): 27-33.

[20] 后向东. 论我国政府信息公开制度变革中的若干重大关系 [J]. 中国行政管理, 2017 (7): 10-17.

[21] 后向东. 信息公开法基础理论 [M]. 北京: 中国法制出版社, 2017.

[22] 杨永纯, 高一飞. 比较视野下的中国信息公开立法 [J]. 法学研究, 2013, 35 (4): 115-123.

[23] 国务院办公厅关于印发2015年政府信息公开工作要点的通知 (国办发 [2015] 22号) [EB/OL]. [2021-10-19]. http://www.gov.cn/gongbao/

content/2015/content_2853608.htm.

[24] 国务院办公厅关于印发2016年政务公开工作要点的通知（国办发〔2016〕19号）[EB/OL]. [2021-10-19]. http://www.gov.cn/zhengce/content/2016-04/18/content_5065392.htm.

[25] 国务院办公厅关于印发2017年政务公开工作要点的通知（国办发〔2017〕24号）[EB/OL]. [2021-10-19]. http://www.gov.cn/zhengce/content/2017-03/23/content_5179996.htm.

[26] 张敏, 王霞. 对国家档案馆在政府信息公开工作中所扮演的角色的思考[J]. 档案学通讯, 2010 (4): 11-14.

[27] 钟伦清. 政府信息公开与国家档案馆的角色定位[J]. 档案学研究, 2010 (1): 57-61.

[28] 李国新. 公共图书馆在政府信息公开体系中的地位和作用[J]. 情报资料工作, 2008 (4): 10-13.

[29] 豆洪青, 罗贤春, 鲁卫良. 公共图书馆在《政府信息公开条例》中的角色定位[J]. 图书情报工作, 2009, 53 (3): 57-61.

[30] 罗贤春, 黄俊锋. 面向政府信息公开的公共图书馆与档案馆合作机制研究[J]. 国家图书馆学刊, 2013, 22 (5): 3-8.

[31] 王勇. 政府信息公开制度的法理基础[J]. 中共中央党校学报, 2005 (3): 88-93.

[32] 赖茂生, 张丽丽. 政府信息公开制度研究初探：制度供求、制度变迁与制度创新[J]. 情报理论与实践, 2015, 38 (1): 30-34.

[33] 郑烨, 陈子韬. 国内政府信息公开研究现状、进程与热点——基于CNKI期刊文献（2000—2015）的计量分析[J]. 情报科学, 2017, 35 (11): 165-171.

[34] 杨雪梅, 曹芬芳. 国内外图书情报领域政府信息公开研究热点的对比分析[J]. 图书馆建设, 2018 (6): 59-66, 73.

[35] 余瑶. 对我国医疗卫生服务信息公开的建议[J]. 中国医院管理, 2006, 26 (6): 7-10.

[36] 袁建国, 白平. 关于建立我国公立医院信息披露制度的探讨[J]. 中国医院管理, 2011, 31 (9): 8-9.

[37] 吕红. 医疗卫生信息公开研究主题识别与热点趋势分析 [J]. 现代情报, 2017, 37 (2): 112-118.

[38] 国家卫生健康委办公厅关于印发医疗卫生机构信息公开基本目录的通知 (国卫办政务发〔2022〕1号) [EB/OL]. [2022-01-27]. http://www.nhc.gov.cn/bgt/s7693/202201/9429a235ed414d019ebccaa7ac2aae5a.shtml.

[39] 国务院办公厅关于印发《公共企事业单位信息公开规定制定办法》的通知 (国办发〔2020〕50号) [EB/OL]. [2021-10-19]. http://www.gov.cn/zhengce/content/2020-12/21/content_5571847.htm.

第 2 章

信息公开网络工具研究

政府信息公开是新媒体技术应用的前沿，伴随着网络传播技术在政府信息公开领域的广泛应用，利用网络新媒体，构建网络发布平台，微博、微信交流平台，并由此带来了政府信息公开功能、内容与形式的广泛拓展[1]。伴随着信息网络技术的普及与快速发展，以政府网站平台、政务微博、政务微信为代表的网络工具在政府信息公开实践中的应用越发广泛，各类网络工具在信息公开服务实践中也起着越来越重要的作用。信息本身具有时效特性，借助信息网络传播工具成为信息公开的重要路径选择。从内涵来看，信息公开网络工具主要是相对于诸如报刊、宣传栏等传统信息公开服务工具而言的基于网络传播的信息公开服务形式，其本质上是开展信息公开服务工作的网络化工具，针对目前信息公开网络工具的发展现状与主题内容进行研究，既有利于推进信息公开网络工具的理论与应用研究，又有利于信息公开网络工具体系的完善[2]。同传统方式与途径相比，利用网络工具开展信息公开工作具有及时准确、全面高效、经济便捷等显著优势。从信息公开实践工作来看，信息公开网络工具及其利用情况也会对信息公开绩效水平产生重要影响，科学合理构建信息公开网络工具体系对信息公开实践应用具有重要价值。本章对信息公开网络工具研究现状及其内容主题展开探索性分析，在一定程度上也能为医疗卫生信息公开网络工具选择提供相应的借鉴与参考。

2.1 数据来源与说明

2.1.1 数据检索式构建与数据清洗

互联网及智能设备的大范围普及，使得人们获取信息的途径增多，尤其是微博、微信等新媒体[3]。伴随着移动互联网飞速发展，移动终端趋向智能化，政务微博、政务微信等政务新媒体得到快速蓬勃发展[4]。互联门户网站、微博、微信等网络新媒体平台借助其信息传播与交流方面的优势，在政务信息公开服务实践工作中的应用越发广泛，其已成为目前基于网络传播的政务信息公开服务的主要方式。从信息公开网络工具内涵出发，构造相应检索式并分别独立选择中国知识基础设施工程（本书中简称为CNKI）平台中的学术期刊库和学位论文库进行专业检索，检索表达式如下：TI=信息公开 AND（TI=网站 OR TI=微信 OR TI=微博 OR TI=网络 OR TI=互联网 OR TI=新媒介 OR TI=新媒体 OR TI=移动）。通过主题（SU）、篇名（TI）、关键词（KY）、篇关摘（TKA）四个字段对检索结果进行对比分析发现，选择TI字段进行检索能排除较多的干扰性文献数据，从而保障本章所分析的文献数据与信息公开网络工具的相关性更高，这也是检索表达式中选择TI作为检索字段的原因。在学术期刊库和学位论文库的专业检索界面按照上述检索表达式进行检索，不限定文献的发表时间，且取消选择中英文扩展选项，分别在两个数据库中检索出335篇期刊论文和107篇学位论文，数据检索时间为2021年11月19日。通过阅读文献标题、摘要等信息内容对初步检索出的数据进行数据清洗处理，如删除与分析研究主题不相关的数据、新闻报道以及通知等非学术性文献，并对同篇名且同作者的重复文献进行去重处理后还分别剩余284篇期刊论文和88篇学位论文。接下来，先从时间分布、期刊分布、学位授予单位、期刊作者及其合作分析四个方面对信息公开网络工具研究领域基本情况进行分析，然后再分别以284篇期刊论文数据和88篇学位论文数据从期刊文献视角和学位论文视角进行主题分析，最后在研究主题对比分析与思考的基础上结合各信息公开网络工具的自身特点，提出信息公开网络工具组合运用方面的建议。

2.1.2 基本情况分析

(1) 时间分布分析

期刊论文数据显示，从 2004 年开始，每年均有信息公开网络工具方面的期刊论文成果发表，截止到本章数据检索时间（2021 年 11 月 19 日），年均期刊论文篇数约为 16 篇，2009 年至 2018 年是有关信息公开网络工具方面研究成果较多的十年，这十年间的年均期刊论文篇数约为 24 篇。从期刊论文发表时间上看，信息公开网络工具研究始于 2004 年，且从 2008 年开始针对信息公开网络工具的研究开始出现较为明显的"攀爬式"增长趋势，2019 年出现大幅度回落（从 2018 年的 23 篇回落到 2019 年的 4 篇），但 2020 年重新增长到 16 篇。学位论文数据显示，从 2009 年开始，每年均有信息公开网络工具研究方面的选题作为学位论文，截止到本章数据检索时间（2021 年 11 月 19 日），年均学位论文篇数约为 7 篇，可见随着信息公开领域理论研究与实践工作的深入推进，如何搭建信息公开网络平台以及构建科学高效的信息公开网络工具体系越发受到学界关注。从学位论文公布时间上看，2009 年是出现有关信息公开网络工具研究学位论文的初始年份，且 2011 年快速增长到 11 篇，经过 2012 年短暂的回落后，在 2013 年又出现较大幅度增长（从 2012 年 5 篇增长到 2013 年的 13 篇），之后 5 年内回落至年均 8 篇学位论文左右的水平（2014 年 9 篇、2015 年 9 篇、2016 年 8 篇、2017 年 9 篇、2018 年 6 篇），但 2019 年重新增长到 11 篇。从时间上看，2013 年是信息公开网络工具方面研究受到广泛关注的一年，该年也是信息公开网络工具研究成果产出最多的一年。期刊论文数据显示最高产年份为 2013 年（32 篇）、学位论文数据显示最高产年份也为 2013 年（13 篇）。

(2) 期刊分布分析

从期刊论文数据看，284 篇期刊论文分布在 179 种期刊中，约占总期刊数量 73.18% 的 131 种期刊仅分别刊发了一篇信息公开网络工具研究领域文章，约占总期刊数量 15.08% 的 27 种期刊分别刊发了该领域 2 篇文章，约占总期刊数量 5.03% 的 9 种期刊分别刊发了该领域 3 篇文章，分别刊发了该领域 4 篇及以上文章的仅 12 种期刊（约占总期刊数量 6.7%）。此外，刊均发文不到 2 篇，超过刊均发文水平的 48 种期刊（约占总期刊数量 26.82%）仅发表总期刊论文数量的53.87%，可见，目前发表信息公开网络工具论文的期刊分布仍然较为分散。从数量上看，刊发该领域成果前两位的期刊分别是《电子政务》（13篇）、《信息化建设》（12篇），这两本期刊对于信息公开网络工具研究的发展起着重要作用，是目前该研究领域的重要期刊情报源。

（3）学位授予单位分析

从学位论文数据看，88篇学位论文分布在48所高校，其中31所高校仅有1篇与信息公开网络工具有关的学位论文，9所高校仅有2篇与信息公开网络工具有关的学位论文，8所高校有3篇及以上与信息公开网络工具有关的学位论文。从学位论文层次看，分析样本全部属于硕士学位论文。从数量上看，黑龙江大学和华中师范大学两所学位授予单位分别有7篇与信息公开网络工具有关的学位论文，安徽大学和云南财经大学两所学位授予单位分别有5篇与信息公开网络工具有关的学位论文。可见，黑龙江大学、华中师范大学、安徽大学、云南财经大学四所高校是目前信息公开网络工具研究方面的重要研究力量。

（4）期刊作者及其合作分析

在期刊论文量统计不区分研究者署名顺序的情况下，该研究领域的284篇期刊论文共涉及407位研究作者，382名（占总研究者人数的93.86%）作者仅发表过1篇文献，论文数量≥2篇的研究者共有25位，而发表量≥3篇文献的高产作者仅4人，分别是郑州航空工业管理学院信息科学学院的白清礼教授、黑龙江大学信息管理学院的马海群教授、自然资源部信息中心的陈卉高级工程师、武汉大学信息管理学院的张晓娟教授。数据显示，从期刊论文数量仅统计第一作者的发文情况来看，该研究领域的284篇论文共涉及264位研究作者，251名（占总研究者人数的95.08%）作者仅发表过1篇文献，论文数量≥2篇的研究者共有13位，而发表量≥3篇文献的高产作者同样仅有4人，分别是郑州航空工业管理学院信息科学学院的白清礼教授、自然资源部信息中心的陈卉高级工程师、黑龙江大学信息管理学院的马海群教授、武汉大学信息管理学院的张晓娟教授。可见，目前信息公开网络工具研究领域高产研究者数量极为偏少，该研究领域的高产作者包括白清礼教授、马海群教授、陈卉高级工程师、张晓娟教授四位专家。通过对四位高产作者在该研究领域的研究内容进一步分析发现，白清礼教授主要研究政府网站的信息公开服务与评估问题，马海群教授主要研究高校信息公开网站的绩效评价问题，陈卉高级工程师主要研究门户网站政府信息公开栏目与目录体系建设问题，张晓娟教授主要研究门户网站政府信息公开目录体系建设问题。从研究者发文量整体分析结果看，目前信息公开网络工具研究领域研究者数量逐渐增多，但具有持续性的研究者十分缺乏，且高产研究者对信息公开网络工具研究的类型主要侧重于网站，这既不利于信息公开网络工具研究主题的深化，也不利于信息公开网络工具体系的完善。

信息公开网络工具是涉及多个学科领域的研究主题，其主要涉及行政管理学、新闻传播学、图书情报与档案管理学、信息资源管理学、计算机科学、电子政务、政务信息管理、网络与新媒体等学科领域。因此，具有不同学科领域背景的研究者之间应加强开展相应的协同攻关与合作研究，这对信息公开网络工具研究主题的深化以及信息公开网络工具体系的完善具有重要作用。从目前期刊作者合作情况看，信息公开网络工具研究领域在合作方面仍需进一步加强。数据显示，在284篇期刊论文中，占59.15%的168篇论文是以独立作者身份发表，而合作研究文献占比40.85%。可见，目前信息公开网络工具研究领域以研究者开展相应独立研究为主，合作研究为辅。通过进一步的数据分析发现，在116篇合作研究期刊论文中，两人合作研究的期刊论文共76篇（占合作期刊论文总量的65.52%，占总文献量的26.76%），三人合作研究的期刊论文共29篇（占合作文献总量的25.00%，占总文献量的10.21%），四人及以上合作研究（含课题组形式）的文献共11篇（占合作文献总量的9.48%，占总文献量的3.87%）。可见，目前信息公开网络工具研究合作模式呈现出以两人合作为主，三人合作研究为辅，四人及以上合作研究（含课题组形式）较为少见的特征。

2.2 基于期刊论文的研究主题分析

对领域研究主题进行梳理与分析既有利于推动领域研究在内容体系层面的完善，又能为研究者在后续相关研究内容主题选择方面提供一定的参考和借鉴。本节尝试对期刊论文的共词与引用频次情况进行双重分析以便对信息公开网络工具研究主题进行揭示。

2.2.1 基于共词分析的视角

数据显示,284篇期刊论文共涉及488个作者关键词(总词频=1075),其中少量的作者关键词频次较高,如信息公开(词频=135)、政府信息公开(词频=78)、政府网站(词频=57)、新媒体(词频=21)等;同时也有大量的低频次作者关键词,如占总关键词数量77.46%的378个作者关键词词频为1、占总关键词数量9.84%的48个作者关键词词频为2以及占总关键词数量5.53%的27个作者关键词词频为3。进一步分析发现,少量的频次较高的作者关键词(频次≥4的35个作者关键词,占总作者关键词数的7.17%)占比着较高的关键词总词频(占总作者关键词词频数量的48.37%),结合该领域作者关键词及其词频分布情况,这35个作者关键词可被视为领域高频关键词,如表2-1所示。

表2-1 基于CNKI期刊论文的信息公开网络工具研究高频作者关键词(词频数值≥4)

编号	作者关键词	词频数值	编号	作者关键词	词频数值
1	信息公开	135	19	网站	7
2	政府信息公开	78	20	网络	7
3	政府网站	57	21	政府信息公开条例	6
4	新媒体	21	22	微博	6
5	电子政务	12	23	"互联网+"	6
6	政务公开	12	24	公众参与	6
7	政务微博	12	25	问题	5
8	高校	11	26	知情权	5
9	政务信息公开	11	27	信息构建	5
10	政府信息	11	28	湖北省	5
11	政府门户网站	11	29	应急管理	4
12	互联网+	11	30	现状	4
13	对策	11	31	新媒体时代	4
14	政府	10	32	网络媒体	4
15	门户网站	8	33	档案网站	4
16	网站建设	8	34	政府网站建设	4

续表

编号	作者关键词	词频数值	编号	作者关键词	词频数值
17	突发事件	8	35	互联网	4
18	公共图书馆	7	作者关键词的累计频次数值		520

词频的分析也对热点的分布研究有一定贡献，通过高频词能够确定主题类别[5]。高频词在一定程度上反映了对研究热点的关注程度[6]。一般来说，领域的高频作者关键词能在一定程度上反映出领域研究者在过去特定的时间段内较为关注的研究热点主题。表2-1的高频作者关键词及其词频表明，门户网站、微博等网络新媒体是目前应用较多的信息公开网络工具。共词聚类法利用高频词反映某学科或主题的研究热点，能定量反映出词与词之间的亲疏关系，进而反映这些词所代表的主题内容结构[7-8]。根据共词分析方法的基本原理与过程[9]，对高频关键词相互间的共现情况进行数据处理并获得相应高频关键词共词原始矩阵（35×35）。基于CNKI期刊论文的信息公开网络工具研究高频作者关键词共词原始矩阵，如表2-2所示。

表2-2 基于CNKI期刊论文的信息公开网络工具研究高频作者关键词共词原始矩阵（部分）

作者关键词	信息公开	政府信息公开	政府网站	新媒体	电子政务	政务公开	政务微博	高校	政务信息公开	政府信息	政府门户网站	……	互联网
信息公开	135	0	32	11	5	1	7	11	0	6	7	……	1
政府信息公开	0	78	19	5	7	8	5	0	0	0	2	……	2
政府网站	32	19	57	0	5	5	1	0	2	1	1	……	0
新媒体	11	5	0	21	0	2	0	1	2	1	0	……	1
电子政务	5	7	5	0	12	1	2	0	0	0	1	……	0
政务公开	1	8	5	2	1	12	0	0	0	0	0	……	0
政务微博	7	5	1	0	2	0	12	0	0	0	0	……	0
高校	11	0	0	1	0	0	0	11	0	0	0	……	0
政务信息公开	0	0	2	2	0	0	0	0	11	0	0	……	0
政府信息	6	0	1	1	0	0	0	0	0	11	2	……	0

续表

作者关键词	信息公开	政府信息公开	政府网站	新媒体	电子政务	政务公开	政务微博	高校	政务信息公开	政府信息	政府门户网站	……	互联网
政府门户网站	7	2	1	0	1	0	0	0	0	2	11	……	0
……	……	……	……	……	……	……	……	……	……	……	……	……	……
互联网	1	2	0	1	0	0	0	0	0	0	0	……	4

在高频作者关键词共现网络构建方面，本节借助文献计量网络工具 VOSviewer（Version 1.6.16）实现[10-11]。在标准化方法方面选择 VOSviewer 提供的"Association strength"进行规范化处理，并在聚类参数设置中设置最小聚类数值（Min. cluster size=6），最后选择网络视图（Network Visualization）进行可视化布局显示。基于 CNKI 期刊论文的信息公开网络工具研究高频作者关键词共现网络视图，如图 2-1 所示。图 2-1 中圆形节点对应相应的高频作者关键词，且圆形节点的权重数值与节点及其标签字体大小成正比，圆形节点间连线表明相应高频作者关键词存在共现关系，相似度较高的节点表现出相同的灰度且归属于相同的聚类类团。

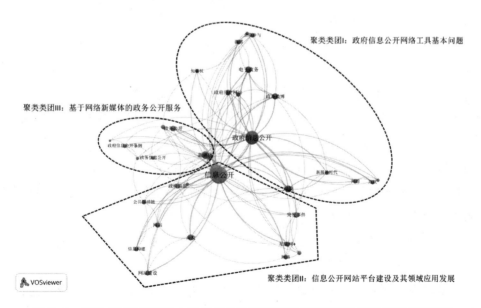

图 2-1　基于 CNKI 期刊论文的信息公开网络工具研究高频作者关键词共现网络

图 2-1 显示，基于 CNKI 期刊论文的信息公开网络工具研究高频作者关键词有三大聚类类团，表明基于 CNKI 期刊论文所揭示的目前信息公开网络工具研究领域已形成三大研究热点主题，按各聚类类团高频作者关键词的数量降序排列分别是：政府信息公开网络工具基本问题（对应图 2-1 中的聚类类团Ⅰ）、信息公开网站平台建设及其领域应用发展（对应图 2-1 中的聚类类团Ⅱ）、基于网络新媒体的政务公开服务（对应图 2-1 中的聚类类团Ⅲ）。

（1）政府信息公开网络工具基本问题

从高频关键词看，该聚类类团主要涉及政府信息公开、电子政务、政务微博、政府门户网站、对策、微博、公众参与、问题、知情权、现状、互联网、新媒体时代等高频作者关键词。该研究主题主要涉及政府信息公开网络工具的理论基础与应用现状等方面问题，研究内容既涉及政府信息公开网络工具的内涵、定位、类型及其优势与劣势对比分析，又涉及政府信息公开网络工具的应用模式及其发展现状分析。

（2）信息公开网站平台建设及其领域应用发展

从高频关键词看，该聚类类团主要涉及信息公开、政府网站、高校、政府信息、"互联网+"、网站建设、突发事件、公共图书馆、网站、网络、信息构建、应急管理等高频作者关键词。该研究主题主要涉及信息公开网络第一工具——门户网站平台的研究，研究内容既包含基于门户网站建设的信息公开服务能力绩效评价与满意度分析，又涉及面对网络危机与应急突发事件、公共危机的政府信息公开网络工具研究。此外，特定领域内的信息公开网站应用建设与发展问题也是该研究主题的重要研究。进一步分析发现，目前教育领域是信息公开网站平台建设的重要应用领域之一，特别是高校信息公开网站应用建设受到的关注度最高，而环保、医疗卫生、公共交通、社会救助和社会福利等领域信息公开网站建设问题受到的关注度还较低。这在一定程度上反映出目前教育领域信息公开网站建设问题得到了较多的重视，而其他领域信息公开网站建设问题还有待进一步加强研究力度。

（3）基于网络新媒体的政务公开服务

从高频关键词看，该聚类类团主要涉及新媒体、政务公开、政务信息公开、网络媒体等高频作者关键词。该研究主题主要探讨基于政务微博、政务微信等网络新媒体的政务公开服务问题,以微博、微信等为代表的网络新媒体作为信息公开网络新工具得到了快速发展,从研究内容看,目前关于信息公开网络新工具研究已逐渐以"微博为主+微信为辅"的政务新媒体模式变为"微博+微信并重"的政务新媒体模式。从研究成果时间上看,基于政务微博的政务服务比基于政务微信的政务服务更早,政务微博作为政府信息公开网络新工具的研究始于2011年,而政务微信作为政府信息公开网络新工具的研究始于2014年。值得注意的是,近年来,以政务微博矩阵、政务微信矩阵等为代表的网络新媒体在信息公开网络工具体系中占比越来越重,同时有关政务新媒体组合运用、政务微博矩阵以及政务微信矩阵应用等方面的探讨也有所增多。

2.2.2 基于引用频次的视角

高被引文献在一定程度上反映了研究领域的学术影响力[12],其在领域知识传递中起着关键性作用[13]。高被引文献是从引用频次视角对研究领域重要文献的识别结果,对其开展主题分析有助于领域研究内容的深化与拓展。按CNKI平台的被引频次数值对284篇期刊论文进行降序排列,识别出信息公开网络工具研究领域被引频次≥14的45篇高被引论文,见表2-3。从发表时间来看,高被引期刊论文的时间跨度从2004年至2018年(未包含2006年),且高被引期刊论文主要集中在2009年(5篇)、2012年(7篇)、2013年(5篇)、2014年(5篇)、2015年(6篇)、2016年(5篇),其中2012年包含的高被引期刊论文数量最多,这些年份是信息公开网络工具研究的重要年份。从高被引期刊论文的合作情况来看,48.89%的期刊论文属于独立署名研究成果,51.11%的期刊论文属于合作署名研究成果,且合作署名方式以2人合作为主(占合作署名研究成果的82.61%)。从高被引期刊论文的来源期刊分布看,发表2篇高被引论文的来源期刊包括《电子政务》(5篇)、《情报科学》(5篇)、《图书情报工作》(4篇)、《现代情报》(4篇)、《图书馆学研究》(3篇),结合期刊所属学科看,图书情报学科类期刊对信息公开网络工具研究具有重要的推动作用。论文下载频次既能反映出相关领域研究者对该领域研究论文成果的关注程度,也能反映出论文受研究者关注的程度,从论文下载频次看,高被引论文的下载频次也相对较高,表现为下载频次≥1400的期刊论文共 16 篇，其中就包含了占比 87.50% 的 14 篇论文属于表 2-3 的高被引期刊论文。可见，高被引期刊论文受到了信息公开领域及其信息公开网络工具研究者较高的关注。

结合图 2-1 的该领域期刊论文高频作者关键词聚类类团主题分类结果，信息公开网络工具研究高被引论文中有 14 篇（序号 3、序号 5、序号 6、序号 13、序号 16、序号 28、序号 29、序号 33、序号 34、序号 36、序号 37、序号 40、序号 41、序号 43，占比 31.11%）属于聚类类团 Ⅰ——政府信息公开网络工具基本问题，有 19 篇（序号 2、序号 4、序号 7、序号 10、序号 12、序号 17、序号 19、序号 20、序号 21、序号 23、序号 25、序号 27、序号 30、序号 31、序号 32、序号 35、序号 38、序号 42、序号 45，占比 42.22%）属于聚类类团 Ⅱ——信息公开网站平台建设及其领域应用发展，有 12 篇（序号 1、序号 8、序号 9、序号 11、序号 14、序号 15、序号 18、序号 22、序号 24、序号 26、序号 39、序号 44，占比 26.67%）属于聚类类团 Ⅲ——基于网络新媒体的政务公开服务。从高被引期刊论文在各聚类类团的占比看，信息公开网站平台建设及其领域应用发展是目前信息公开网络工具研究领域的主要研究热点主题，而政府信息公开网络工具基本问题和基于网络新媒体的政务公开服务是目前该领域的次要研究热点主题。

表 2-3　基于 CNKI 平台的信息公开网络工具研究高被引期刊论文（被引频次≥14）

序号	被引频次排名	期刊论文篇名	作者	来源期刊刊名	发表年份	被引频次	下载频次
1	1	从政务微博看政府信息公开的发展	李雅	电子政务	2012	110	3117
2	2	我国政府网站政务信息公开的现状及对策分析——基于55个省（市）级政府网站的调查	郑文晖	现代情报	2007	96	5767
3	3	政府网站的政府信息公开：内涵、经验、问题和对策	周晓英	电子政务	2008	77	2057
4	4	基于政府网站的政府信息公开效果评价	闫霏	情报杂志	2012	68	2250

续表

序号	被引频次排名	期刊论文篇名	作者	来源期刊刊名	发表年份	被引频次	下载频次
5	5	试论政府信息公开与政府网站的良性互动	符敏慧,郭琳	情报科学	2004	66	939
6	6	因参与、透明而进步：互联网时代下的公众参与和政府信息公开	林华	行政法学研究	2009	57	2116
7	7	地方政府网站信息公开能力评价指标体系的构建与应用	王芳,王向女,周平平	情报科学	2011	55	1636
8	8	基于情感分析与主题分析的"后微博"时代突发事件政府信息公开研究——以新浪微博"天津爆炸"话题为例	赵晓航	图书情报工作	2016	48	2416
9	8	政务微博中的信息交流与信息公开——信任的中介作用	郑烨	情报杂志	2012	48	1861
10	9	上海市政府从信息公开走向数据开放的可持续发展探究——基于49家政府部门网站和上海政府数据服务网的实践调研	顾铁军,夏媛,徐柯伟	电子政务	2015	42	2308
11	10	微博政务：政府微博客的信息公开服务	李鹏,西宝	情报理论与实践	2013	39	1736
12	10	我国高校信息公开网站建设现状调查与优化对策	马海群,吕红	图书情报工作	2012	39	1086
13	11	政府网站——政府信息公开的主渠道	孙松涛	信息化建设	2005	36	520
14	12	基于微信平台的政务信息公开新模式	龚花萍,刘帅	现代情报	2014	34	1511
15	12	微博在我国政府信息公开中的应用初探	卞昭玲,高丽华	档案学研究	2012	34	1053
16	13	政府网站信息公开策略研究	马东升	档案学研究	2008	33	468
17	14	浅析如何将政府网站建成政府信息公开的第一平台	赵建青	中国行政管理	2009	32	779

续表

序号	被引频次排名	期刊论文篇名	作者	来源期刊刊名	发表年份	被引频次	下载频次
18	15	微信：政务信息公开的新平台	张楠	编辑学刊	2015	31	1035
19	15	我国高校信息公开制度建设——基于高校网站的调查与分析	贺延辉	现代情报	2012	31	683
20	16	基于jQuery Mobile的移动高校信息公开系统的设计与开发	肖智，杨文军	图书馆学研究	2012	30	667
21	17	基于SEM的政府网站信息公开服务公众满意度评估模型实证研究	寿志勤，郭亚光，陈正光，高勋炳	情报科学	2013	29	1167
22	17	微博传播与政府信息公开	张文祥	新闻界	2011	29	968
23	18	我国高校信息公开网站建设状况调查报告	周丽霞，刘转平	情报科学	2013	27	1120
24	19	如何促进政务微博公众参与：基于政府信息公开的视角	王立华	电子政务	2018	26	1436
25	19	县级政府网上信息公开的现状与发展趋势——基于我国124个县级政府门户网站的测评数据	姚锐敏，王杰	行政论坛	2016	26	914
26	19	新媒体时代政府信息公开及网络舆情引导	黎昱睿	新闻爱好者	2014	26	1061
27	19	民众对政务网站信息公开与政务服务的需求与满意度分析	陈忆金，曹树金	图书情报工作	2013	26	1352
28	19	基于《政府信息公开条例》的信息公开方式研究——政府网站、国家档案馆、公共图书馆的比较研究	朱红灿，陈能华	图书馆学研究	2009	26	942
29	20	互联网使用、公共事件关注度、信息公开评价与政府信任度研究	陈虹，郑广嘉，李明哲，刘丛	新闻大学	2015	25	2181

续表

序号	被引频次排名	期刊论文篇名	作者	来源期刊刊名	发表年份	被引频次	下载频次
30	21	"互联网+"背景下的司法信息公开研究——以最高人民法院"司法公开示范法院"为对象	温泽彬,李劭申	现代法学	2016	24	1402
31	22	信息构建在政府信息公开中的应用——以政府网站信息公开栏目建设为例	施文蔚,朱庆华	图书情报工作	2009	23	1172
32	23	我国高校网站信息公开效果评价指标体系构建研究	马海群,左晨	情报科学	2015	22	776
33	23	地方政府网站信息公开专项评估研究	费军,王露	电子政务	2015	22	808
34	24	论我国政府信息公开的网络传播应用	杨诚	现代情报	2005	21	625
35	25	我国高校信息公开制度的现状与反思——基于820所本科院校门户网站的调查分析	康京涛,张庆晓	南昌师范学院学报	2014	19	349
36	25	政府网站信息公开评估	白清礼	图书馆理论与实践	2013	19	520
37	26	互联网+背景下的信息公开共享研究	刘峰	南通大学学报（社会科学版）	2017	18	544
38	27	我国档案网站中信息公开服务现状调查与分析	曾凡斌	档案与建设	2009	17	345
39	28	湖北省政务微博与政府深化信息公开	胡远珍,徐皞亮	湖北社会科学	2016	16	583
40	28	"互联网+"下政府信息公开和数据共享	李永宏	统计与管理	2016	16	474
41	28	网络反腐视角下政府信息公开存在的问题及完善路径	刘秀伦,李颖	重庆邮电大学学报（社会科学版）	2015	16	426
42	29	我国政府门户网站预算信息公开评价研究	李少惠,倪怡	南京社会科学	2014	15	501

续表

序号	被引频次排名	期刊论文篇名	作者	来源期刊刊名	发表年份	被引频次	下载频次
43	29	网络时代危机传播的信息公开机制新探	陈功	中国出版	2010	15	840
44	30	新媒体传播对政府信息公开的影响和应对策略	衡晓春	法制博览（中旬刊）	2014	14	495
45	30	四川省县级政府网站信息公开情况调查研究	张仙，马蕾	图书馆学研究	2011	14	407

注：被引频次和下载频次数据来源于 CNKI 平台，统计时间截至 2021 年 11 月 19 日。

政府信息公开网络工具基本问题为信息公开网络工具研究提供了重要的理论基础，也为信息公开网络工具实践选择提供了重要导向。目前该研究主题一直是信息公开网络工具研究领域所关注的重点，该研究主题包含 14 篇高被引论文，从论文研究内容看，其主要侧重对将网站作为政府信息公开网络工具的内涵、经验、优势、问题、对策和评价指标等基本内容的探讨。从论文发表年份看，属于该研究主题的高被引论文时间跨度从 2004 年开始，并主要分布于 2005 年、2008 年、2009 年、2015 年。如表 2-3 所示，序号 3（被引频次排名第三）的论文是《政府网站的政府信息公开：内涵、经验、问题和对策》一文，该文从政府网站建设与电子政府发展的层面来探讨基于政府网站的政府信息公开问题，并指出了政府网站进行信息公开具有如下特点[14]：信息内容的全面性、信息展示的多维性、信息公开与服务的连接性。序号 5（被引频次排名第五）的论文是《试论政府信息公开与政府网站的良性互动》，该文指出政府网站具有信息资源丰富、更新及时、互动性强等特性，其应该成为政府信息公开的最佳平台和主要渠道[15]。互联网为政府信息公开实践提供了更为便捷的路径选择，序号 6（被引频次排名第六）的论文是《因参与、透明而进步：互联网时代下的公众参与和政府信息公开》，该文分析与梳理了互联网时代背景下"互联网—政府信息公开—公众参与"三者间的关系，探讨了互联网对政府信息公开的促进作用[16]。互联网上的政府网站是政府信息公开的一个重要渠道和形式，序号 13（被引频次排名第十一）的论文是《政府网站——政府信息公开的主渠道》，该文指出政府网站在政府信息公开的过程中充当了非常重要的角色，政府网站可作为政府信息公开的主渠道和第一平台[17]。序号16（被引频次排名第十三）的论文是《政府网站信息公开策略研究》，该文从策略上对政府网站在政府信息公开中的程序合法、内容细节以及技术保障等问题进行了论述[18]。序号28（被引频次排名第十九）的论文是《基于〈政府信息公开条例〉的信息公开方式研究——政府网站、国家档案馆、公共图书馆的比较研究》，该文对三种信息公开方式在公开内容、具体形式、工作重点、评估方式、发展障碍方面的差异进行了探讨[19]。序号29（被引频次排名第二十）的论文是《互联网使用、公共事件关注度、信息公开评价与政府信任度研究》，该文指出信息获取网络平台对政府信任评价无显著影响[20]。序号33（被引频次排名第二十三）的论文是《地方政府网站信息公开专项评估研究》，该文运用层次分析法构建了由4个一级指标和19个二级指标组成的政府网站信息公开评估指标体系，并指出推进政府网站信息公开需要充分利用政府网站的载体作用[21]。序号34（被引频次排名第二十四）的论文是《论我国政府信息公开的网络传播应用》，该文指出网络传播已成为信息公开的主要方式，并提出了六点有利于发挥网络传播在政府信息公开中作用的建议[22]。序号36（被引频次排名第二十五）的论文是《政府网站信息公开评估》，该文分析了我国政府信息网站公开存在的问题，并在此基础上提出由政府信息公开的组织体系、制度建设、目录简介等11个一级指标构成的评估体系[23]。序号37（被引频次排名第二十六）的论文是《互联网+背景下的信息公开共享研究》，该文指出应充分利用互联网技术和信息通信技术打造统一的信息共享平台以充分实现信息公开共享[24]。序号40（被引频次排名第二十八）的论文是《"互联网+"下政府信息公开和数据共享》，该文指出政府信息资源的管理有效利用的前提是政府信息开放、公开和共享，并认为改进网站建设并畅通信息发布渠道是推进信息公开实现数据共享的对策之一[25]。序号41（被引频次排名第二十八）的论文是《网络反腐视角下政府信息公开存在的问题及完善路径》，该文指出加强政府网站平台建设、推进政府微博的开通、改进网络发言人公开方式是保证政府信息公开在网络反腐中有效实施的实现路径[26]。序号43（被引频次排名第二十九）的论文是《网络时代危机传播的信息公开机制新探》，该文指出网络时代危机传播的信息公开机制主要包括[27]：信息的即时公开、真实公开、深度公开、多渠道公开和制度化公开。

　　基于网站的信息公开服务路径是目前信息公开服务实践的网络工具选择主路径，从高被引期刊论文所属各聚类类团的占比看，信息公开网站平台建设及其领域应用发展是目前信息公开网络工具研究领域的重中之重，从论文发表年份看，属于信息公开网站平台建设及其领域应用发展研究主题的高被引论文主要分布于2011—2016年；从研究内容看，该部分高被引论文主要侧重以网站为代表的信息公开平台调研、评价指标体系构建及其应用分析。网站作为信息公开主要的网络工具受到较多的研究关注。如表2-3所示，序号2（被引频次排名第二、下载频次排名第一）的论文是《我国政府网站政务信息公开的现状及对策分析——基于55个省（市）级政府网站的调查》，该文以中国省（市）级政府网站绩效评估指标为基础对31个省级地方政府网站和24个省会城市政府网站的政务信息公开情况进行调研，提出政府网站应建立独立的信息公开专栏，提供一站式信息服务等政策建议[28]。序号4（被引频次排名第四）的论文是《基于政府网站的政府信息公开效果评价》，该文从内容指标、流量指标、链接指标和速度指标四方面构建了政府信息公开效果综合评价模型[29]。序号7（被引频次排名第七）的论文是《地方政府网站信息公开能力评价指标体系的构建与应用》，该文构建了由7个一级指标、26个二级指标和38个三级指标构成的地方政府网站信息公开评价指标体系并进行了相应的试评价工作[30]。序号10（被引频次排名第九）的论文是《上海市政府从信息公开走向数据开放的可持续发展探究——基于49家政府部门网站和上海政府数据服务网的实践调研》，该文指出政府门户网站和数据服务网站是电子政务实施中重要的信息公开及数据开放平台，并从信息公开的内容和范围、信息公开的时效性和数量、公开程序规范性程度、专门的政府数据服务网络平台建设四方面探索了上海市政府网站从信息公开走向数据开放的实践[31]。序号12（被引频次排名第十）的论文是《我国高校信息公开网站建设现状调查与优化对策》，该文从外部、内在、依申请公开、用户及网络效应五大属性出发，系统调研并分析了我国高校信息公开网站建设情况[32]。序号17（被引频次排名第十四）的论文是《浅析如何将政府网站建成政府信息公开的第一平台》，该文主要探讨如何将政府网站建成政府信息公开第一平台，并提出从完善信息上网工作流程、建立网站内容监控机制、建立内容保障机制、建立网上热点问题的搜集机制、建立健全工作协调机制五方面来不断完善政府网站工作机制和制度规范[33]。序号19（被引频次排名第十五）的论文是《我国高校信息公开制度建设——基于高校网站的调查与分析》，该文从不同类型高校的信息公开网建设情况、建立信息公开网的高校数量及区域分布、高校信息公开网建设的质量水平、高校信息公开网的建设与运行方式、高校信息公开网的内容建设五个方面探讨了高校信息公开网建设的基本状况及其存在的若干问题[34]。序号20（被引频次排名第十六）的论文是《基于jQuery Mobile的移动高校信息公开系统的设计与开发》，该文结合高校实际情况及信息公开的具体要求设计开发了基于jQuery Mobile的移动高校信息公开系统[35]。该文所采用的技术路线和设计方法具有一定的可行性和有效性，能为领域信息公开平台的移动端设计与开发提供相应的思路与借鉴。序号23（被引频次排名第十八）的论文是《我国高校信息公开网站建设状况调查报告》，该文从高校信息公开网站的地域特点与内容特点双重分析出发，对我国高校信息公开网站建设状况进行了调查分析[36]。序号25（被引频次排名第十九）的论文是《县级政府网上信息公开的现状与发展趋势——基于我国124个县级政府门户网站的测评数据》，该文从主动信息公开、依申请信息公开、信息构建与表达、信息公开监督与保障、政民互动等方面开发了相应的评估指标并进行了实证分析[37]。序号27（被引频次排名第十九）的论文是《民众对政务网站信息公开与政务服务的需求与满意度分析》，该文主要围绕民众对政务信息公开、政务服务、社区管理服务的需求与满意度进行分析，并指出借助电子政务网站为民众提供符合其信息需求的信息公开与在线服务，可以提高政府服务社会和管理社会方面的能力[38]。序号30（被引频次排名第二十一）的论文是《"互联网+"背景下的司法信息公开研究——以最高人民法院"司法公开示范法院"为对象》，该文从政务网站建设、微博等新兴网络平台功能应用、平台建设和使用三方面对司法网络平台建设现状进行评析，并对示范法院司法信息网络公开情况进行了统计分析[39]。序号31（被引频次排名第二十二）的论文是《信息构建在政府信息公开中的应用——以政府网站信息公开栏目建设为例》，该文以政府网站信息公开栏目建设为例，从组织系统、标识系统、导航系统和检索系统等方面出发探讨了信息构建在政府信息公开中的应用情况[40]。该文的研究成果可为我国政府网站信息公开栏目的建设提供指导和借鉴。序号 32（被引频次排名第二十三）的论文是《我国高校网站信息公开效果评价指标体系构建研究》，该文从提高高校网站信息公开质量的视角构建了由 7 个一级指标、24 个二级指标构成的高校网站信息公开效果评价指标体系并进行实证分析[41]。序号 35（被引频次排名第二十五）的论文是《我国高校信息公开制度的现状与反思——基于 820 所本科院校门户网站的调查分析》，该文从信息公开专栏、信息公开细则、信息公开指南或信息公开目录、信息公开年度报告、信息公开的工作机构五个基础保障方面出发调研了高校信息公开网站建设情况[42]。序号 38（被引频次排名第二十七）的论文是《我国档案网站中信息公开服务现状调查与分析》，该文围绕是否提供信息公开服务、信息公开服务方式、信息公开服务内容三方面对档案网站中信息公开服务现状展开调查分析[43]。序号 42（被引频次排名第二十九）的论文是《我国政府门户网站预算信息公开评价研究》，该文结合门户网站的特点从预算公开的专门性、全面性、详细性、动态性、便利性五个维度出发构建了我国政府门户网站预算公开评价指标体系并进行了相应实证分析[44]。序号 45（被引频次排名第三十）的论文是《四川省县级政府网站信息公开情况调查研究》，该文围绕信息公开内容、信息组织效果、信息公开方式、信息公开监督与保障四方面构建了县级政府网站信息公开标准并进行相应的实证调研评价[45]。

基于网络新媒体的政务公开服务主要是针对传统政府门户网站作为信息公开网络工具而言，能有效开展信息公开服务工作的新网络媒体工具，近年来，该研究主题受到越来越多的研究关注。从论文发表年份看，属于该研究主题的高被引论文时间从 2011 年开始，并主要分布于 2012 年和 2014 年，目前该类主题主要是研究基于政务微博、政务微信平台的政务公开服务。目前，基于网络新媒体的政务公开服务新工具研究以政务微博为主，政务微信为辅，表现为前者共有 8 篇高被引研究论文（占该大类主题高被引论文数量的 66.67%）。从高被引论文时间和实践工作时间上看，政务微博作为政务公开服务网络新工具的路径也早于政务微信作为政务公开服务网络新工具的路径。序号 1（被引频次排名第一）的论文是《从政务微博看政府信息公开的发展》，该文评述了网络环境下政府信息公开的实施情况，探讨了微博平台在政府信息公开中的优势和不足，并展望了政务微博的发展及其推动政府信息公开的前景[46]。序号8（被引频次排名第八）的论文是《基于情感分析与主题分析的"后微博"时代突发事件政府信息公开研究——以新浪微博"天津爆炸"话题为例》，该文认为"后微博"时代，微博仍是突发事件信息公开和舆情扩散的主要阵地，探讨了微博平台中的有关政务信息公开的建设问题[47]。序号9（被引频次排名第八）的论文是《政务微博中的信息交流与信息公开——信任的中介作用》，探讨了政务微博中的信息交流与信息公开问题，并指出信息交流与信任对信息公开均具有显著影响，信任在信息交流与信息公开之间起到部分中介作用[48]。序号11（被引频次排名第十）的论文是《微博政务：政府微博客的信息公开服务》，该文指出无论是从政府视角，还是从公众视角，信息公开都是政府微博客的发展方向，作为公共服务的微博政务是服务型政府建设的重要内容，并分别提出了针对政府微博客和微博政务的发展路径建议[49]。序号14（被引频次排名第十二）的论文是《基于微信平台的政务信息公开新模式》，该文分析了基于微信平台的政务信息公开新模式，并通过与其他政务信息公开方式的对比，指出了微信政务信息公开的特点与意义[50]。序号15（被引频次排名第十二）的论文是《微博在我国政府信息公开中的应用初探》，该文探讨了政务微博在政府信息公开中的具体应用：政府网站的有效延伸、重要事件的快速应对、民生信息的及时公开、官民互动的重要平台、信息资源的有效整合，并指出了政务微博信息公开的不足及应对策略[51]。序号18（被引频次排名第十五）的论文是《微信：政务信息公开的新平台》，该文指出微信是政务信息公开的新平台，并将其与政府网站、政务微博进行比较分析，还剖析了政务微信的信息公开流程、特征、发展现状及其在信息公开中的问题与发展策略[52]。序号22（被引频次排名第十七）的论文是《微博传播与政府信息公开》，该文探讨了微博信息传播与政府信息公开的关系，指出微博"围观"指向政府信息公开，其已成为推动政府信息公开的强大外力[53]。序号24（被引频次排名第十九）的论文是《如何促进政务微博公众参与：基于政府信息公开的视角》，该文基于政府信息公开的视角探讨了如何促进政务微博公众参与，并指出政府信息公开对政务微博公众参与有显著的正向影响[54]。序号26（被引频次排名第十九）的论文是《新媒体时代政府信息公开及网络舆情引导》，该文探讨了新媒体政府信息公开特征及方式，指出应建设有影响力的官方网站并搭建互动平台[55]。序号39（被引频次排名第二十八）的论文是《湖北省政务微博与政府深化信息公开》，该文指出政务微博作为政府信息公开的一种新渠道正日益受到广泛的关注，在以湖北省政务微博与政府信息公开总体状况调研基础上，探讨了政府微博在信息公开中的优势和不足，并给出了政务微博推动政府信息公开方面的建议[56]。序号44（被引频次排名第三十）的论文是《新媒体传播对政府信息公开的影响和应对策略》，该文指出基于数字技术和网络环境下的微博、微信、QQ、手机短信等新媒体对政府信息公开工作产生了深刻的影响，政府信息公开应主动适应和融入新媒体传播时代[57]。

2.3 基于学位论文的研究主题分析

与期刊论文相比，学位论文更为注重系统性和完整性。学位论文研究主题的变化能在一定程度上揭示领域研究发展趋势，以学位论文为数据源进行研究主题分析是研判领域研究现状的重要视角。本节基于CNKI平台的学位论文数据进行信息公开网络工具的研究主题分析，以期能为该领域的专业人才培养工作提供相应的参考。

2.3.1 基于共词分析的视角

数据显示，88篇学位论文共涉及161个关键词（关键词词频总数为322），其中约占关键词总数80.12%的129个关键词词频为1，14个关键词（约占关键词总数的8.70%）词频为2。可见，目前信息公开网络工具领域学位论文中大部分关键词的词频较低。关键词词频≥3的共18个（约占关键词总数的11.18%；约占关键词词频总数的51.24%），18个关键词可被视为高频关键词，如表2-4所示。单从关键词词频看，门户网站作为目前应用较多的信息公开网络工具受到了较多的研究关注，其次，政务微博与政务微信等网络新媒体也在信息公开实践活动中被选择为信息公开网络工具。

表 2-4　基于 CNKI 学位论文的信息公开网络工具研究高频关键词（词频数值≥3）

序号	关键词	词频数值	序号	关键词	词频数值
1	信息公开	42	10	县级政府	4
2	政府信息公开	31	11	门户网站	4
3	政府门户网站	23	12	高校网站	3
4	政府网站	12	13	效果评价	3
5	政务微博	7	14	政务微信	3
6	政府信息	7	15	地方政府	3
7	电子政务	5	16	网络	3
8	知情权	5	17	互联网	3
9	高校信息公开	4	18	突发事件	3

根据共词分析法的基本原理计算表 2-4 中 18 个高频关键词相互间的共现频次进而生成相应的共词原始矩阵（18×18）。基于 CNKI 学位论文的信息公开网络工具研究高频关键词共词原始矩阵，如表 2-5 所示。接着以"18×18"的高频关键词共词原始矩阵为基础，进一步选择文献计量网络工具 VOSviewer（Version 1.6.16）构建关键词共现可视化网络布局视图（聚类参数设置：规范化处理方法为 Association strength；最小聚类数值为 3）。基于 CNKI 学位论文的信息公开网络工具研究高频关键词共现网络视图，如图 2-2 所示。

表 2-5　基于 CNKI 学位论文的信息公开网络工具研究高频关键词共词原始矩阵（部分）

关键词	信息公开	政府信息公开	政府门户网站	政府网站	政务微博	政府信息	电子政务	……	突发事件
信息公开	42	0	12	7	3	2	1	……	2
政府信息公开	0	31	7	5	3	4	2	……	0
政府门户网站	12	7	23	0	0	3	1	……	0
政府网站	7	5	0	12	0	0	1	……	0
政务微博	3	3	0	0	7	0	0	……	0
政府信息	2	4	3	0	0	7	0	……	1
电子政务	1	2	1	1	0	0	5	……	0

续表

关键词	信息公开	政府信息公开	政府门户网站	政府网站	政务微博	政府信息	电子政务	……	突发事件
……									
突发事件	2	0	0	0	0	1	0	……	3

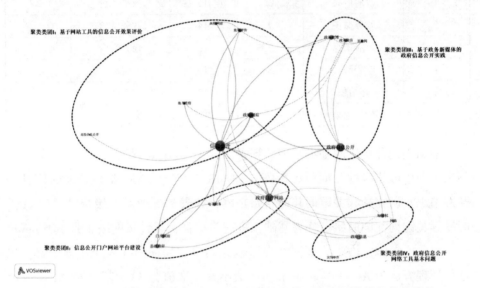

图2-2　基于CNKI学位论文的信息公开网络工具研究高频关键词共现网络

图2-2中圆形节点与学位论文关键词相对应，节点间连线表征关键词间的共现关系，网络权重数值越大的关键词节点，其对应节点及其关键词标签字体越大。相似度相对更高的节点被划分到同一聚类类团并呈现出相同的灰度。图2-2从CNKI学位论文共词数据分析的视角揭示出目前信息公开网络工具研究领域的四大研究热点主题，分别是基于网站工具的信息公开效果评价（对应图2-2中的聚类类团Ⅰ）、信息公开门户网站平台建设（对应图2-2中的聚类类团Ⅱ）、基于政务新媒体的政府信息公开实践（对应图2-2中的聚类类团Ⅲ）、政府信息公开网络工具基本问题（对应图2-2中的聚类类团Ⅳ）。图2-2中的聚类类团Ⅰ和聚类类团Ⅱ都以门户网站作为信息公开网络工具来展开研究，前者更多关注基于门户网站的信息公开建设绩效等问题，后者则更多关注信息公开门户网站平台建设路径等问题。可见，目前信息网络工具

研究领域的学位论文主要以信息公开门户网站的平台建设与绩效评价为主。

2.3.2 基于引用频次的视角

从学位论文的被引频次数据看，目前信息公开网络工具研究领域被引频次较高的（被引频次≥4）学位论文共计43篇（约占总学位论文数的48.86%），见表2-6。数据显示，高被引学位论文的时间跨度是2009—2018年，且主要分布于四个年份：2011年（8篇，约占高被引学位论文数的18.60%，约占总学位论文数的9.09%）、2013年（10篇，约占高被引学位论文数的23.26%，约占总学位论文数的11.36%）、2014年（5篇，约占高被引学位论文数的11.63%，约占总学位论文数的5.68%）、2017年（5篇，约占高被引学位论文数的11.63%，约占总学位论文数的5.68%）。数据显示，目前信息公开网络工具研究领域的高被引学位论文主要来自如下学位授予单位：安徽大学（4篇）、黑龙江大学（4篇）、华中师范大学（4篇）、南京大学（3篇）。经分析发现，表2-6中以门户网站作为信息公开网络工具进行研究的学位论文有25篇（约占高被引学位论文总数的58.14%），时间上始于2009年；以政务微博作为信息公开网络工具进行研究的学位论文仅有5篇（约占高被引学位论文总数的11.63%），时间上始于2013年。

表2-6 基于CNKI平台的信息公开网络工具研究高被引学位论文（被引频次≥4）

序号	学位论文题名	作者	学位授予单位	学位授予年度	被引频次	下载频次
1	基于网络时代政府信息公开视角的政府公信力研究	李爱娟	山西师范大学	2013	29	2710
2	基于ACSI的政府网站信息公开评价研究	沈磊	南京大学	2011	16	801
3	基于合肥市政府门户网站的信息公开绩效评价研究	张丽娟	安徽大学	2010	16	960
4	新媒体时代下政府信息公开建设策略——以突发事件应对为例	朱锦超	华东师范大学	2009	15	1430
5	互联网时代下的政府信息公开研究	陈思	南京大学	2016	14	1382
6	基于层次分析法的省级政府门户网站政府信息公开评估研究	史彦红	华中师范大学	2011	13	650

续表

序号	学位论文题名	作者	学位授予单位	学位授予年度	被引频次	下载频次
7	新媒体时代政府信息公开存在的问题及对策研究	何美林	沈阳师范大学	2017	12	1091
8	政务微博中政府信息公开的效果评价研究	余琪	华中师范大学	2014	12	1032
9	"互联网+"背景下电子政务推进政府信息公开的路径优化研究	高政	新疆大学	2018	11	1314
10	政府信息公开与政府网站建设研究——以天津海关为例	杨巨明	天津大学	2010	11	1335
11	突发事件中政务微博客对信息公开的影响研究	张远瑶	大连理工大学	2013	10	1339
12	武汉市人民政府信息透明度评价——以政府门户网站信息公开为视角	刘琼	华中师范大学	2014	9	724
13	政府信息公开及公民参与研究——以上海市闵行区政府门户网站为例	谢巍	上海交通大学	2011	9	710
14	网络传播环境下我国政府信息公开策略研究	李佳	云南财经大学	2010	9	666
15	县级政府门户网站信息公开研究——以山西省吕梁市各县为例	李丹奇	中央民族大学	2011	9	415
16	地级城市政府门户网站政务信息公开现状与影响力研究——以青岛市政府门户网站为研究对象	杨锐	西南大学	2009	9	1422
17	互联网时代面向突发事件的政府信息公开研究	张翰	安徽大学	2016	8	914
18	基于网络媒体的政府信息公开问题及对策研究	蒋慧慧	中国海洋大学	2013	8	521
19	成都市政府门户网站信息公开绩效评估体系的研究	钱蠹	西南财经大学	2013	8	934
20	政府信息公开网站亲和力研究——以重庆市北碚区为例	王雪松	西南大学	2011	8	263
21	移动互联网环境下的高校信息公开研究	李志冈	黑龙江大学	2014	7	419

续表

序号	学位论文题名	作者	学位授予单位	学位授予年度	被引频次	下载频次
22	广西地方政府信息透明度实证研究——以广西地级市政府门户网站信息公开为视角	杨魏浦	广西师范大学	2011	7	410
23	"互联网+"背景下合肥市政府信息公开问题研究	毛昊悦	安徽大学	2017	6	689
24	基于政府网站的信息公开研究——以曲靖市政府各门户网站为例	王瑞仙	云南财经大学	2017	6	573
25	信息公开视域下地方政府公信力提升研究——以江西政务微博为例	周安	南昌大学	2016	6	353
26	我国高校网站信息公开效果评价研究	左晨	黑龙江大学	2013	6	232
27	基于用户满意度的高校网站信息公开绩效评价研究	李博	黑龙江大学	2013	6	322
28	网络背景下我国政府信息公开研究	楼燕燕	浙江师范大学	2012	6	523
29	基于政府网站的政府信息公开研究	刘芬	郑州大学	2011	6	750
30	西安市区（县）级政府门户网站信息公开研究	周芳	西北大学	2018	5	222
31	政务微博信息公开公众满意度测评研究	杨晓	湘潭大学	2017	5	408
32	政府网站信息公开的实效性分析——以成都市机关政府网站为样本	丁凡峻	四川师范大学	2015	5	146
33	论微博兴起对我国政府信息公开的影响及对策	顾方	西北大学	2013	5	221
34	"985工程"高校网站信息公开研究	饶彬	华中科技大学	2013	5	167
35	综合档案馆政府信息公开网络平台建设研究——以省级档案馆网站为重点	张燕伟	山东大学	2013	5	402
36	基于合肥市政府门户网站开展信息公开的研究	罗燕	安徽大学	2012	5	408
37	地方政府网站信息公开工作的评价研究	李若昕	郑州大学	2017	4	208
38	我国地方政府网站信息公开研究——以江苏省地级市为例	郑玉莲	南京大学	2016	4	669
39	我国政府门户网站预算信息公开评价研究	倪怡	兰州大学	2015	4	196

续表

序号	学位论文题名	作者	学位授予单位	学位授予年度	被引频次	下载频次
40	政府网站的政府信息公开效果评价——以武汉市政府门户网站为例	贺念	华中师范大学	2013	4	291
41	网络信息公开视角下的高校管理	马小勇	内蒙古农业大学	2014	4	200
42	基于第三方微博平台的高校信息公开机制构建	韩宏亮	黑龙江大学	2014	4	392
43	政府门户网站的信息公开评估方法研究——基于大连市政府门户网站	李博	东北财经大学	2011	4	501

注：被引频次和下载频次数据来源于 CNKI 平台，统计时间截至 2021 年 11 月 19 日。

为更好地从高被引学位论文研究内容的角度理解信息公开网络工具领域的研究主题与重点内容，接下来根据表 2-6 的序号依次对高被引学位论文进行简要分析。序号为 1 的学位论文被引频次与下载频次均为第一，该文题名为《基于网络时代政府信息公开视角的政府公信力研究》，该文对山西省政府及 11 个地级市的政府网站、官方微博等发布政府信息的情况进行了统计分析，并主要从网络时代的政府信息公开方式、网络谣言、网络舆情等角度对政府信息公开现状进行分析[58]。序号为 2 的学位论文题名为《基于 ACSI 的政府网站信息公开评价研究》，该文认为评价政府网站信息公开水平的方法应立足于公众满意度的角度，并将 ACSI 指数模型引入政府网站信息公开评价领域构建出相应的评价初步模型[59]。序号为 3 的学位论文题名为《基于合肥市政府门户网站的信息公开绩效评价研究》，该文结合政府门户网站信息公开的供给方、需求方和研究者的三个不同角度，构建了可用于测量政府门户网站中政府信息公开建设整体水平以及信息公开程度的信息公开绩效评价指标体系[60]。序号为 4 的学位论文题名为《新媒体时代下政府信息公开建设策略——以突发事件应对为例》，该文认为新媒体时代下的政府信息公开建设工作既要利用好新媒体这一技术支撑平台，又要遵从新媒体传播规律[61]。序号为 5 的学位论文题名为《互联网时代下的政府信息公开研究》，该文探讨了利用互联网发展政府信息公开的可行性与必要性，并提出互联网时代下政府信息公开发展方面的建议，如开发利用新型开放平台、重视网络信息安全问题等建议[62]。序号为 6 的学位论文题名为《基于层次分析法的省级政府门户网站政府信息公开评估研究》，该文基于层次分析法构建了政府门户网站信息公开评估指标体系并进行实证评估,在评估结果分析基础上提出六点促进政府门户网站信息公开的对策建议[63]。序号为7的学位论文题名为《新媒体时代政府信息公开存在的问题及对策研究》,该文指出新媒体时代政府信息公开存在的信息网络公开方式陈旧且渠道单一等问题,认为应建立起新媒体化的信息公开体制,还提出通过加强政务微博平台管理、政府门户网站建设、移动互联相关程序开发等途径来拓宽并维护好政府信息公开的渠道[64]。序号为8的学位论文题名为《政务微博中政府信息公开的效果评价研究》,该文构建了由政府信息公开的深广度、消息的平均转发数和平均评论数、单类话题消息总数与消息发布频率等评价指标构成的政务微博中政府信息公开效果评价体系[65]。序号为9的学位论文题名为《"互联网+"背景下电子政务推进政府信息公开的路径优化研究》,该文以电子政务推进政府信息公开的各类主流平台(政府网站、政务微博和政务微信、政务APP、第三方平台)系统分析为基础,提出了"互联网+"背景下电子政务推进政府信息公开的创新路径[66]。序号为10的学位论文题名为《政府信息公开与政府网站建设研究——以天津海关为例》,该文指出目前政府网站已经成为政府信息公开的主渠道,并以天津海关网站信息公开现状分析为基础,提出网站信息公开的四项建议:重点推进网站信息公开的内容建设、不断丰富网站信息公开的建设手段、做好网站信息公开的基础工作、全面开展网站信息公开绩效评估[67]。序号为11的学位论文题名为《突发事件中政务微博客对信息公开的影响研究》,该文从"政务部门—公众—政务信息共享"多重视角构建了政务微博客信息公开框架,还提出了政务微博客影响信息公开方面的建议[68]。序号为12的学位论文题名为《武汉市人民政府信息透明度评价——以政府门户网站信息公开为视角》,该文指出政府门户网站已逐渐成为政府信息公开的主渠道,基于网站调查分析构建了政府门户网站信息公开评价指标体系并对武汉市人民政府门户网站信息公开情况进行实证评价[69]。序号为13的学位论文题名为《政府信息公开及公民参与研究——以上海市闵行区政府门户网站为例》,该文对政府门户网站中"信息公开"和"公民参与"功能的实施现状进行调查分析,并探讨了影响政府门户网站开展"信息公开"和"公民参与"工作的客观因素[70]。序号为14的学位论文题名为《网络传播环境下我国政府信息公开策略研究》,该文探讨了网络传播环境下政府信息公开面临的契机和挑战,提出从规范完善网络新闻发言人制度、加快政府门户网站建设两方面来提高网络传播环境下的政府信息公开能力[71]。序号为15的学位论文题名为《县级政府门户网站信息公开研究——以山西省吕梁市各县为例》，该文指出政府门户网站信息公开具有三方面意义：以公众为中心的电子政务的重要内容、促进政府透明化的重要机制、公民知情权得以实现的保障。此外，该文还从建设、运行、应用三方面梳理了县级层面政府门户网站信息公开的现状，以及政务公开系统、公共服务系统、公众参与系统三方面存在的问题，并对制约县级政府门户网站信息公开的主要因素进行分析[72]。序号为16的学位论文题名为《地级城市政府门户网站政务信息公开现状与影响力研究——以青岛市政府门户网站为研究对象》，该文构建了地级城市政府网站政务信息公开指标体系并开展实证，以相关影响力调查与分析为基础，提出地级城市政府门户网站政务信息公开建设方面的四项优化建议[73]。序号为17的学位论文题名为《互联网时代面向突发事件的政府信息公开研究》，该文从公众、政府及社会这三个层面分别分析了突发事件中政府信息公开的意义，分别探讨了政府官方门户网站、社会化的网络平台、传统的大众媒体以及新闻发布会这四种突发事件过程中的信息公开方式[74]。序号为18的学位论文题名为《基于网络媒体的政府信息公开问题及对策研究》，该文指出政府网站成为政府信息公开的主要渠道，探讨了网络媒体下政府信息公开存在的问题及原因，提出了提高政府网站的建设水平、提高政务微博规范性和权威性等基于网络媒体的政府信息公开管理对策[75]。序号为19的学位论文题名为《成都市政府门户网站信息公开绩效评估体系的研究》，该文侧重政府门户网站信息公开绩效评估体系及其实证分析，从新公共管理理论与新公共服务理论、政府信息公开理论、绩效评估相关理论、政府门户网站信息公开绩效评估理论多角度论述了政府门户网站信息公开绩效评估的理论基础，并指出应重视政府网站信息公开绩效评估体系建设、不断完善政府网站信息公开绩效评估的主体和模式[76]。序号为20的学位论文题名为《政府信息公开网站亲和力研究——以重庆市北碚区为例》，该文构建了政府信息公开网站亲和力评测指标体系并进行相应实证，提出了提升政府信息公开网站亲和力的优化策略[77]。序号为21的学位论文题名为《移动互联网环境下的高校信息公开研究》，该文以移动互联网作为信息传播的媒介来研究高等学校领域信息公开工作，总结了移动互联网下的高校信息公开模式：移动高校网站、电子邮件与短信、以微博等为主的社交网站、以微信等为主的智能通信工具[78]。序号为22的学位论文题名为《广西地方政府信息透明度实证研究——以广西地级市政府门户网站信息公开为视角》，该文指出政府门户网站必然成为政府向公众公开政府信息和提供行政服务的高效平台，市县级政府门户网站侧重于直接为公众提供政府信息和服务，是地方政府信息透明度的直接体现和重要标志，并构建了一套可量化操作的地方政府信息透明度评价指标体系和评价方法[79]。序号为23的学位论文题名为《"互联网+"背景下合肥市政府信息公开问题研究》，该文指出"互联网+"所催生的各种新兴政府信息公开渠道应用越发广泛，政府信息公开相关部门在完善传统信息公开渠道的同时，也应加大对新兴政府信息公开渠道的应用以便打造更为优质、高效、透明的政府信息公开平台[80]。序号为24的学位论文题名为《基于政府网站的信息公开研究——以曲靖市政府各门户网站为例》，该文指出政府门户网站是公民获取政府信息的重要平台，从网站信息公开制度的建立与执行、网站信息公开的原则与内容多方面探讨门户网站信息公开现状，还构建了相应的政府网站信息公开评价指标体系用以大致揭示信息公开水平[81]。序号为25的学位论文题名为《信息公开视域下地方政府公信力提升研究——以江西政务微博为例》，该文主要以政务微博这一信息公开交流平台为切入点来探讨信息公开视域下地方政府公信力提升路径，该文认为开展政务微博是信息公开视域下政府公信力提升的重要途径，政务微博具有互联网信息高速传播等优势来实现政府高效、公开和透明的服务，其不仅是信息公开交流平台，也是实现创新治理的重要途径[82]。序号为26的学位论文题名为《我国高校网站信息公开效果评价研究》，该文指出开展高校网站信息公开效果评价研究对于推进高校信息公开工作具有重要的理论价值和现实意义，还构建了包含7项一级指标和24项二级指标的高校网站信息公开效果评价指标体系，并运用该指标体系进行动态实证评价分析[83]。序号为27的学位论文题名为《基于用户满意度的高校网站信息公开绩效评价研究》，该文认为高校网站作为服务公众的重要平台与信息沟通媒介，其是高校信息公开的重要途径，该文侧重从用户满意度来探讨高校网站信息公开绩效评价问题，并构建了相应的网站信息公开绩效用户满意度测评模型[84]。序号为28的学位论文题名为《网络背景下我国政府信息公开研究》，该文提出网络背景下政府信息公开建设的对策：树立适应网络时代的政府信息公开理念、网络背景下推动政府信息公开法律建设、整合网络渠道用以建立全方位的政府信息公开机制[85]。序号为29

的学位论文题名为《基于政府网站的政府信息公开研究》，该文指出政府网站是政府信息公开不可或缺的渠道之一，并提出影响政府网站信息公开的五大因素：对政府网站建设重要性认识不足、政府网站建设缺乏统一的标准、信息资源深层次加工的空白、政府网站定位的偏差、对政府网站建设绩效评估认识的误区[86]。序号为30的学位论文题名为《西安市区（县）级政府门户网站信息公开研究》，该文指出政府门户网站是政府信息公开的主渠道，该文主要采用文献研究法、调查问卷法、深度访谈法，从政府门户网站视角展开对政府信息公开的研究[87]。序号为31的学位论文题名为《政务微博信息公开公众满意度测评研究》，该文从形成路径与原则等方面出发，探讨了政务微博信息公开满意度测评的理论框架，构建了政务微博信息公开公众满意度测评模型并进行实证研究[88]。序号为32的学位论文题名为《政府网站信息公开的实效性分析——以成都市机关政府网站为样本》，该文主要从政府网站信息公开的实用性、目的性与可行性出发探讨了政府网站信息公开的实效性，并提出提高政府网站信息公开实效性的四大策略：丰富政府网站信息公开内容的建设、优化政府网站信息公开形式的建设、提升政府网站信息公开互动的建设、加强监督政府网站信息公开的立法建设[89]。序号为33的学位论文题名为《论微博兴起对我国政府信息公开的影响及对策》，该文指出应拓宽微博在内的多种信息公开渠道，在研究内容方面，该文主要探讨了微博兴起对政府信息公开的各种影响，并提出促使政府信息公开更好更快发展的三点建议：应树立经营政府微博理念、完善微博监管制度、加强政府信息公开具体制度建设[90]。序号为34的学位论文题名为《"985工程"高校网站信息公开研究》，该文指出信息公开网站的服务质量、人机交互的容易度对信息获取有直接影响，信息公开网站建设状况能从侧面反映出高校信息公开过程中的主动性，并强调信息管理平台的建设与管理应保持其独立性[91]。序号为35的学位论文题名为《综合档案馆政府信息公开网络平台建设研究——以省级档案馆网站为重点》，该文分析了综合档案馆以网络方式参与政府信息公开的必要性和可行性，在综合档案馆政府信息公开网络平台建设现状调查基础上，探讨了档案馆政府信息公开平台建设的问题与对策，并强调了档案馆信息公开平台建设相关标准的重要性[92]。序号为36的学位论文题名为《基于合肥市政府门户网站开展信息公开的研究》，该文分析了政府门户网站开展信息公开的四点优势：增强信息获取的便捷性、提高信息更新的及时性、节约大量的成本、加强公众与政府之间的互动性，并提出政府门户网站信息公开建设的五项发展对策：完善政府网站信息公开的监督机制、加大政府门户网站的宣传力度、增强政府门户网站信息服务质量、提升政府门户网站的服务功能、提高政府门户网站建设管理水平[93]。序号为37的学位论文题名为《地方政府网站信息公开工作的评价研究》，该文认为政府信息公开最主要的一个渠道是地方政府网站，并构建了地方政府网站信息公开评价模型以及完善网站信息公开的五项对策建议[94]。序号为38的学位论文题名为《我国地方政府网站信息公开研究——以江苏省地级市为例》，该文指出从政府信息公开与政府网站两者的关系看，政府网站是政府信息公开的主要渠道，政府信息公开是政府网站的重要功能[95]。序号为39的学位论文题名为《我国政府门户网站预算信息公开评价研究》，该文构建了政府门户网站预算信息公开评价指标体系并从五个维度开展实证分析，还提出应加强政府门户网站预算专栏的建设[96]。序号为40的学位论文题名为《政府网站的政府信息公开效果评价——以武汉市政府门户网站为例》，该文根据6大类内容（民生服务、国家市政法规、城市项目、行政工作、政府免予公开事项说明、申请信息公开事项）设计了政府信息公开效果评价量表并开展实证分析，还指出应加强政府门户网站信息公开个性化服务，以及推进门户网站多层次建设[97]。序号为41的学位论文题名为《网络信息公开视角下的高校管理》，该文围绕高校信息公开网站的建设情况、结构、内容、年度报告四方面来分析高校信息公开网站，并结合相应案例剖析了高校网络信息公开的主要问题与完善路径[98]。序号为42的学位论文题名为《基于第三方微博平台的高校信息公开机制构建》，该文认为应设立专门的以信息公开工作为立足点的高校信息公开微博，还从页面架构、团队建设、工作机制、运营管理原则、运营管理办法五方面构建了基于微博平台的高校信息公开机制[99]。序号为43的学位论文题名为《政府门户网站的信息公开评估方法研究——基于大连市政府门户网站》，该文认为政府门户网站是政府信息公开水平的集中体现，并构建了政府门户网站信息公开评估指标体系[100]。从以上高被引学位论文的研究内容看，以门户网站作为信息公开网络工具进行研究的学位论文占比较多，且这些学位论文更多的是选择从评价视角进行切入来探讨基于门户网站的信息公开绩效评价问题。可见，从高被引学位论文的研究内容看，目前信息公开网络工具研究领域以信息公开门户网站平台建设、基于网站工具的信息公开效果评价两大研究主题为主要研究热点主题，而基于政务新媒体的政府信息公开实践为次要研究热点主题。

2.4 研究主题对比分析与思考

表2-7是从共词聚类视角揭示的信息公开网络工具研究领域研究热点主题对比结果。如表2-7所示，将CNKI期刊论文共词分析结果和CNKI学位论文共词分析结果相比，两者在揭示信息公开网络工具研究领域的研究热点主题方面大致保持一致，即都揭示出目前信息公开网络工具研究领域的研究热点主要包含三大研究主题：信息公开网站平台建设、信息公开网络工具基本问题、政务微博与政务微信为代表的政务新媒体信息公开实践。值得注意的是，表2-7也揭示出该领域的期刊论文与学位论文在研究主题关注方面存在的一个差异，即目前该领域的学位论文比期刊论文更为关注基于网站工具的信息公开效果评价问题。

表2-7 基于CNKI平台的信息公开网络工具研究领域研究热点主题对比（共词聚类视角）

分析视角	研究热点主题
基于期刊论文共词分析	政府信息公开网络工具基本问题、信息公开网站平台建设及其领域应用发展、基于网络新媒体的政务公开服务
基于学位论文共词分析	基于网站工具的信息公开效果评价、信息公开门户网站平台建设、基于政务新媒体的政府信息公开实践、政府信息公开网络工具基本问题

表2-8是从引用频次视角揭示的信息公开网络工具研究领域研究热点主题对比结果。如表2-8所示，该领域的CNKI高被引期刊论文分析结果和CNKI高被引学位论文分析结果，两者在揭示信息公开网络工具研究领域的研究热点主题方面也大致相同：信息公开网站平台建设是信息公开网络工具研究领域的主要研究热点，而基于政务新媒体的信息公开实践是目前该领域的次要研究热点。值得注意的是，表2-8也揭示出该领域的高被引期刊论文与高被引学位论文在研究主题关注方面存在的两个差异：一个是目前该领域高被引期刊论文比高被引学位论文更为关注政府信息公开网络工具基本问题这

一研究主题，另一个是目前该领域高被引学位论文比高被引期刊论文更为关注基于网站工具视角的信息公开绩效评价问题。

表2-8 基于CNKI平台的信息公开网络工具研究领域研究热点主题对比（引用频次视角）

分析视角	主要研究热点主题	次要研究热点主题
基于期刊论文引用频次	信息公开网站平台建设及其领域应用发展	政府信息公开网络工具基本问题、基于网络新媒体的政务公开服务
基于学位论文引用频次	信息公开门户网站平台建设、基于网站工具的信息公开效果评价	基于政务新媒体的政府信息公开实践

结合表2-7和表2-8可知，目前无论是从共词聚类分析结果，还是从引用频次分析结果看，信息公开网络工具研究领域的期刊论文和学位论文都揭示出信息公开网站平台建设是目前该研究领域的重要研究热点主题。同时，从共词聚类分析结果看，该领域的学位论文比期刊论文更为关注基于网站工具的信息公开效果评价问题；从引用频次分析结果看，该领域高被引学位论文也比高被引期刊论文更为关注基于网站工具视角的信息公开绩效评价问题。

伴随着政务微博与政务微信等新型信息公开网络工具的快速发展，特别是两者在政府信息公开实践中具有的独特作用不断增强，目前两者已逐渐成为信息公开网络工具体系的重要组成内容。因此，在研究主题方面还应加大对政务微博与政务微信等信息公开网络工具的系统化研究。同时，基于信息公开网络工具开展信息公开效果评价方面，不应局限在基于网站工具的信息公开效果评价方面，还应加大对基于政务新媒体的信息公开效果评价方面的研究，如基于政务微博的信息公开效果评价、基于政务微信的信息公开效果评价、基于多元化政务新媒体工具组合的信息公开效果评价。

2.5 信息公开网络工具组合运用思考

具体到不同类型的信息公开网络工具，其又表现出各自的优劣势，因而信息公开网络工具应在领域信息公开实践活动中进行组合运用。从信息公开网络工具研究领域的成果内容看，无论是期刊论文，还是学位论文，主要探讨网站平台在信息公开中的应用问题,大部分主要观点均提出应重视发挥好网站平台在信息公开中的优势作用,并倾向于认为网站平台应建成为信息公开的第一平台(窗口)或者主渠道。此外,若综合考虑到研究成果的时间因素与成果内容,微博、微信等新媒体平台在信息公开网络工具研究中越发受到关注。从信息公开实践情况看,政务微博与政务微信也正成为政府开展信息公开实践的高效平台。伴随着信息化建设的深入发展,目前网站平台、微博、微信三种网络媒体工具已发展成为信息公开网络工具体系的主要构成内容。因为不同的网络媒体工具各有其优缺点,所以应组合运用多种网络媒体工具在信息公开实践中的应用,并综合设计面向信息公开服务能力与水平提升且以绩效评价为导向的信息公开网络工具体系建设思路框架,如图2-3所示。

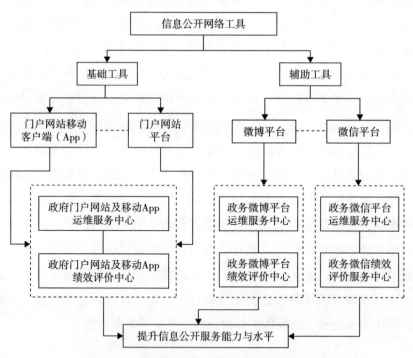

图2-3 信息公开网络工具体系建设思路框架

从图2-3可知,信息公开网络工具体系由基础工具和辅助工具组成,其中基础工具主要包括门户网站平台及其移动门户——门户网站移动客户端(App)、辅助工具主要包括微博平台和微信平台。官方门户网站平台作为最重要的官方信息发布网络平台,其理应作为信息公开网络基础工具并在推进与深化信息公开实践工作中发挥出重大作用。为更好地提升信息公开服务能力与水平，对于基础工具而言，应成立相应的门户网站及移动 App 的运维服务中心和绩效评价中心；对于辅助工具而言，应成立相应的政务微博（微信）平台的运维服务中心和绩效评价中心。从目前研究成果看，涉及门户网站绩效评价指标体系的研究较多，而涉及门户网站移动 App 运维服务模式、评价应用等方面问题的探讨还较少，伴随着门户网站移动 App 应用的逐步规范和深化，相关问题应加大研究力度。此外，微博平台和微信平台作为信息公开网络辅助工具，近年来，基于政务微博（微信）平台优势的信息公开网络应用越发受到关注，亟待对政务微博（微信）平台的运维服务模式、绩效评价指标体系、评价应用流程等问题开展较为系统的探索性研究。

[参考文献]

[1] 侯迎忠. 新媒体时代政府新闻发布制度创新与路径选择 [J]. 暨南学报（哲学社会科学版），2017，39（4）：118-126，132.

[2] 吕红. 信息公开网络工具研究内容主题分析 [J]. 情报探索，2017（3）：18-24.

[3] 姬洪坤. 县级融媒体的创新发展路径研究——以新闻类节目为例 [J]. 传播与版权，2021（11）：67-69.

[4] 刘进. 浅谈地方政务新媒体的"桥梁"作用 [J]. 新闻世界，2021（11）：17-19.

[5] 杨良斌，周新丽，刘益佳，等. 近10年来国际网络安全领域研究现状与趋势的可视化分析 [J]. 情报杂志，2017，36（1）：92-100，207.

[6] 柯平，张文亮，唐承秀. 国内外图书馆文化研究述评 [J]. 图书情报工作，2013，57（24）：5-15.

[7] 杨颖，崔雷. 应用改进的共词聚类法探索医学信息学热点主题演变 [J]. 现代图书情报技术，2011（1）：83-87.

[8] 梁晓婷，奉国和. 当代知识图谱的构建方法研究 [J]. 图书馆杂志，2013，32（5）：10-16.

[9] 储节旺，郭春侠. 共词分析法的基本原理及 EXCEL 实现 [J]. 情报科学，

2011（6）：931-934.

[10] VAN ECK N J, WALTMAN L. Software survey: VOSviewer, a computer program for bibliometric mapping [J]. Scientometrics, 2010, 84 (2): 523-538.

[11] VAN ECK N J, WALTMAN L. How to normalize cooccurrence data? An analysis of some well-known similarity measures [J]. Journal of the American Society for Information Science and Technology, 2009, 60 (8): 1635-1651.

[12] 赵蓉英, 魏明坤. 基于引文分析视角的知识管理主题研究——以图书情报领域为例 [J]. 情报科学, 2017, 35 (6): 3-8.

[13] 韩毅, 伍玉, 申东阳, 等. 中文科研论文未被引探索Ⅱ: 基于关键词的内容因素影响研究——以图书馆情报与文献学为例 [J]. 图书情报工作, 2018, 62 (4): 14-20.

[14] 周晓英. 政府网站的政府信息公开: 内涵、经验、问题和对策 [J]. 电子政务, 2008 (5): 41-48.

[15] 符敏慧, 郭琳. 试论政府信息公开与政府网站的良性互动 [J]. 情报科学, 2004, 22 (4): 478-481.

[16] 林华. 因参与、透明而进步: 互联网时代下的公众参与和政府信息公开 [J]. 行政法学研究, 2009 (2): 89-94, 102.

[17] 孙松涛. 政府网站——政府信息公开的主渠道 [J]. 信息化建设, 2005 (5): 14-16.

[18] 马东升. 政府网站信息公开策略研究 [J]. 档案学研究, 2008 (2): 29-31.

[19] 朱红灿, 陈能华. 基于《政府信息公开条例》的信息公开方式研究——政府网站、国家档案馆、公共图书馆的比较研究 [J]. 图书馆学研究, 2009 (11): 52-54.

[20] 陈虹, 郑广嘉, 李明哲, 等. 互联网使用、公共事件关注度、信息公开评价与政府信任度研究 [J]. 新闻大学, 2015 (3): 24-29, 23.

[21] 费军, 王露. 地方政府网站信息公开专项评估研究 [J]. 电子政务, 2015 (12): 74-83.

[22] 杨诚. 论我国政府信息公开的网络传播应用 [J]. 现代情报, 2005 (3): 8-10.

[23] 白清礼. 政府网站信息公开评估 [J]. 图书馆理论与实践, 2013 (8): 41-44, 95.

[24] 刘峰. 互联网+背景下的信息公开共享研究 [J]. 南通大学学报（社会科学版）, 2017, 33 (1): 121-128.

[25] 李永宏. "互联网+" 下政府信息公开和数据共享 [J]. 统计与管理, 2016 (6): 130-131.

[26] 刘秀伦, 李颖. 网络反腐视角下政府信息公开存在的问题及完善路径 [J]. 重庆邮电大学学报（社会科学版）, 2015, 27 (3): 84-88.

[27] 陈功. 网络时代危机传播的信息公开机制新探 [J]. 中国出版, 2010 (2): 3-5.

[28] 郑文晖. 我国政府网站政务信息公开的现状及对策分析——基于 55 个省（市）级政府网站的调查 [J]. 现代情报, 2007, 27 (12): 19-22.

[29] 闫霏. 基于政府网站的政府信息公开效果评价 [J]. 情报杂志, 2012, 31 (1): 50-56, 87.

[30] 王芳, 王向女, 周平平. 地方政府网站信息公开能力评价指标体系的构建与应用 [J]. 情报科学, 2011, 29 (3): 406-411.

[31] 顾铁军, 夏媛, 徐柯伟. 上海市政府从信息公开走向数据开放的可持续发展探究——基于 49 家政府部门网站和上海政府数据服务网的实践调研 [J]. 电子政务, 2015 (9): 14-21.

[32] 马海群, 吕红. 我国高校信息公开网站建设现状调查与优化对策 [J]. 图书情报工作, 2012, 56 (5): 128-133.

[33] 赵建青. 浅析如何将政府网站建成政府信息公开的第一平台 [J]. 中国行政管理, 2009 (6): 96-97.

[34] 贺延辉. 我国高校信息公开制度建设——基于高校网站的调查与分析 [J]. 现代情报, 2012, 32 (4): 25-30.

[35] 肖智, 杨文军. 基于 jQuery Mobile 的移动高校信息公开系统的设计与开发 [J]. 图书馆学研究, 2012 (23): 47-51.

[36] 周丽霞, 刘转平. 我国高校信息公开网站建设状况调查报告 [J]. 情报科学, 2013, 31 (3): 113-116.

[37] 姚锐敏, 王杰. 县级政府网上信息公开的现状与发展趋势——基于我国 124

个县级政府门户网站的测评数据［J］．行政论坛，2016，23（6）：76-82．

[38] 陈忆金，曹树金．民众对政务网站信息公开与政务服务的需求与满意度分析［J］．图书情报工作，2013，57（6）：108-115．

[39] 温泽彬，李劲申．"互联网+"背景下的司法信息公开研究——以最高人民法院"司法公开示范法院"为对象［J］．现代法学，2016，38（4）：183-193．

[40] 施文蔚，朱庆华．信息构建在政府信息公开中的应用——以政府网站信息公开栏目建设为例［J］．图书情报工作，2009，53（1）：121-125．

[41] 马海群，左晨．我国高校网站信息公开效果评价指标体系构建研究［J］．情报科学，2015，33（1）：139-145．

[42] 康京涛，张庆晓．我国高校信息公开制度的现状与反思——基于820所本科院校门户网站的调查分析［J］．南昌师范学院学报，2014，35（5）：73-77．

[43] 曾凡斌．我国档案网站中信息公开服务现状调查与分析［J］．档案与建设，2009（10）：24-27．

[44] 李少惠，倪怡．我国政府门户网站预算信息公开评价研究［J］．南京社会科学，2014（08）：80-86，94．

[45] 张仙，马蕾．四川省县级政府网站信息公开情况调查研究［J］．图书馆学研究，2011（24）：55-60．

[46] 李雅．从政务微博看政府信息公开的发展［J］．电子政务，2012（4）：34-40．

[47] 赵晓航．基于情感分析与主题分析的"后微博"时代突发事件政府信息公开研究——以新浪微博"天津爆炸"话题为例［J］．图书情报工作，2016，60（20）：104-111．

[48] 郑烨．政务微博中的信息交流与信息公开——信任的中介作用［J］．情报杂志，2012，31（10）：156-164．

[49] 李鹏，西宝．微博政务：政府微博客的信息公开服务［J］．情报理论与实践，2013，36（2）：44-47．

[50] 龚花萍，刘帅．基于微信平台的政务信息公开新模式［J］．现代情报，2014，34（4）：62-66．

[51] 卞昭玲，高丽华. 微博在我国政府信息公开中的应用初探[J]. 档案学研究，2012（2）：47-49.

[52] 张楠. 微信：政务信息公开的新平台[J]. 编辑学刊，2015（1）：93-97.

[53] 张文祥. 微博传播与政府信息公开[J]. 新闻界，2011（8）：81-84，98.

[54] 王立华. 如何促进政务微博公众参与：基于政府信息公开的视角[J]. 电子政务，2018（8）：53-60.

[55] 黎昱睿. 新媒体时代政府信息公开及网络舆情引导[J]. 新闻爱好者，2014（5）：65-68.

[56] 胡远珍，徐皞亮. 湖北省政务微博与政府深化信息公开[J]. 湖北社会科学，2016（3）：57-66.

[57] 衡晓春. 新媒体传播对政府信息公开的影响和应对策略[J]. 法制博览（中旬刊），2014（1）：305-306.

[58] 李爱娟. 基于网络时代政府信息公开视角的政府公信力研究[D]. 太原：山西师范大学，2013.

[59] 沈磊. 基于ACSI的政府网站信息公开评价研究[D]. 南京：南京大学，2011.

[60] 张丽娟. 基于合肥市政府门户网站的信息公开绩效评价研究[D]. 合肥：安徽大学，2010.

[61] 朱锦超. 新媒体时代下政府信息公开建设策略[D]. 上海：华东师范大学，2009.

[62] 陈思. 互联网时代下的政府信息公开研究[D]. 南京：南京大学，2016.

[63] 史彦红. 基于层次分析法的省级政府门户网站政府信息公开评估研究[D]. 武汉：华中师范大学，2011.

[64] 何美林. 新媒体时代政府信息公开存在的问题及对策研究[D]. 沈阳：沈阳师范大学，2017.

[65] 余琪. 政务微博中政府信息公开的效果评价研究[D]. 武汉：华中师范大学，2014.

[66] 高政. "互联网+"背景下电子政务推进政府信息公开的路径优化研究[D]. 乌鲁木齐：新疆大学，2018.

[67] 杨巨明. 政府信息公开与政府网站建设研究[D]. 天津：天津大学，2010.

[68] 张远瑶. 突发事件中政务微博客对信息公开的影响研究 [D]. 大连：大连理工大学, 2013.

[69] 刘琼. 武汉市人民政府信息透明度评价 [D]. 武汉：华中师范大学, 2014.

[70] 谢巍. 政府信息公开及公民参与研究 [D]. 上海：上海交通大学, 2011.

[71] 李佳. 网络传播环境下我国政府信息公开策略研究 [D]. 昆明：云南财经大学, 2010.

[72] 李丹奇. 县级政府门户网站信息公开研究 [D]. 北京：中央民族大学, 2011.

[73] 杨锐. 地级城市政府门户网站政务信息公开现状与影响力研究 [D]. 重庆：西南大学, 2009.

[74] 张翰. 互联网时代面向突发事件的政府信息公开研究 [D]. 合肥：安徽大学, 2016.

[75] 蒋慧慧. 基于网络媒体的政府信息公开问题及对策研究 [D]. 青岛：中国海洋大学, 2013.

[76] 钱矗. 成都市政府门户网站信息公开绩效评估体系的研究 [D]. 成都：西南财经大学, 2013.

[77] 王雪松. 政府信息公开网站亲和力研究 [D]. 重庆：西南大学, 2011.

[78] 李志冈. 移动互联网环境下的高校信息公开研究 [D]. 哈尔滨：黑龙江大学, 2014.

[79] 杨魏浦. 广西地方政府信息透明度实证研究 [D]. 桂林：广西师范大学, 2011.

[80] 毛昊悦. "互联网+" 背景下合肥市政府信息公开问题研究 [D]. 合肥：安徽大学, 2017.

[81] 王瑞仙. 基于政府网站的信息公开研究 [D]. 昆明：云南财经大学, 2017.

[82] 周安. 信息公开视域下地方政府公信力提升研究 [D]. 南昌：南昌大学, 2016.

[83] 左晨. 我国高校网站信息公开效果评价研究 [D]. 哈尔滨：黑龙江大学, 2013.

[84] 李博. 基于用户满意度的高校网站信息公开绩效评价研究 [D]. 哈尔滨：黑龙江大学, 2013.

[85] 楼燕燕. 网络背景下我国政府信息公开研究 [D]. 金华：浙江师范大学, 2012.

[86] 刘芬. 基于政府网站的政府信息公开研究 [D]. 郑州：郑州大学, 2011.

[87] 周芳. 西安市区（县）级政府门户网站信息公开研究 [D]. 西安：西北大学, 2018.

[88] 杨晓. 政务微博信息公开公众满意度测评研究 [D]. 湘潭：湘潭大学, 2017.

[89] 丁凡峻. 政府网站信息公开的实效性分析 [D]. 成都：四川师范大学, 2015.

[90] 顾方. 论微博兴起对我国政府信息公开的影响及对策 [D]. 西安：西北大学, 2013.

[91] 饶彬. "985工程"高校网站信息公开研究 [D]. 武汉：华中科技大学, 2013.

[92] 张燕伟. 综合档案馆政府信息公开网络平台建设研究 [D]. 济南：山东大学, 2013.

[93] 罗燕. 基于合肥市政府门户网站开展信息公开的研究 [D]. 合肥：安徽大学, 2012.

[94] 李若昕. 地方政府网站信息公开工作的评价研究 [D]. 郑州：郑州大学, 2017.

[95] 郑玉莲. 我国地方政府网站信息公开研究 [D]. 南京：南京大学, 2016.

[96] 倪怡. 我国政府门户网站预算信息公开评价研究 [D]. 兰州：兰州大学, 2015.

[97] 贺念. 政府网站的政府信息公开效果评价 [D]. 武汉：华中师范大学, 2013.

[98] 马小勇. 网络信息公开视角下的高校管理 [D]. 呼和浩特：内蒙古农业大学, 2014.

[99] 韩宏亮. 基于第三方微博平台的高校信息公开机制构建 [D]. 哈尔滨：黑龙江大学, 2014.

[100] 李博. 政府门户网站的信息公开评估方法研究 [D]. 大连：东北财经大学, 2011.

第3章

医疗卫生信息公开的基本理论问题分析

2019年4月3日，国务院公布新修订的《中华人民共和国政府信息公开条例》[1]，《条例》的第五十五条规定："教育、卫生健康、供水、供电、供气、供热、环境保护、公共交通等与人民群众利益密切相关的公共企事业单位，公开在提供社会公共服务过程中制作、获取的信息，依照相关法律、法规和国务院有关主管部门或者机构的规定执行。"修订后《条例》进一步扩大了政府信息主动公开的范围和深度，有助于更好地推进政府信息公开，切实保障人民群众依法获取政府信息[2]。《条例》也对公共企事业单位信息公开制度作了重大调整[3]。2020年12月7日，国务院办公厅印发《公共企事业单位信息公开规定制定办法》（国办发〔2020〕50号）[4]，对各地区、各部门所属公共企事业单位信息公开管理规定的制定提出明确要求。2021年12月29日，为贯彻落实《条例》和《制定办法》，建立健全医疗卫生机构信息公开制度，国家卫生健康委、国家中医药局和国家疾控局组织制定了《医疗卫生机构信息公开管理办法》（国卫办发〔2021〕43号）[5]（本书中简称为《管理办法》）。可见，实施医疗卫生信息公开有来自相应法律规章层面的行政性规范要求。建立健全医疗卫生机构信息公开制度，标准化规范医疗卫生机构的信息公开工作，方便公民、法人和其他社会组织获得医疗卫生机构在提供社会公共服务过程中的服务信息，已成为医疗卫生机构服务管理的重要内容之一。医疗卫生信息公开是公众参与医疗卫生服务管理的前提。为了更好地实现医疗卫生机构信息公开的目标，高效开展医疗卫生机构信息公开工作，以及推动医疗卫生信息公开研究领域的深入发展，有必要对医疗卫生信息公开的内涵、基本原则、特点、目录范围、作用、工作机构与职责、领域研究力量分布、领域研究主题构成等基本问题进行探讨。

3.1 医疗卫生信息公开的内涵与基本原则

3.1.1 医疗卫生信息公开的内涵界定

《管理办法》第三条指出："医疗卫生信息是指医疗卫生机构在提供社会公共服务过程中制作或者获取的，以一定形式记录、保存的信息。"医疗卫生信息产生于医疗卫生机构提供社会公共服务过程之中，《管理办法》第二条中明确，"适用于该办法的医疗卫生机构包括基层医疗卫生机构、医院和专业公共卫生机构"。因此，从信息公开实践看，医疗卫生信息公开主要指医疗卫生服务机构信息公开。从构成上看，医疗卫生信息公开包括基层医疗卫生机构的信息公开、医院的信息公开和专业公共卫生机构的信息公开；从内容上看，医疗卫生信息公开中的信息包括基层医疗卫生机构在提供医疗卫生公共服务过程中产生的信息、医院在提供医疗卫生服务过程中产生的信息、专业公共卫生机构在提供医疗卫生服务过程中产生的信息。医疗卫生信息公开是国家政务信息公开在医疗卫生领域的延伸，其也是政府信息公开体系的组成内容之一。政府信息公开包括主动公开和依申请公开两种方式[6-8]。《条例》第十三条指出："行政机关公开政府信息，采取主动公开和依申请公开的方式。"《制定办法》第五条指出："公共企事业单位信息公开的方式，以主动公开为主，原则上不采取依申请公开的方式。"此外，《管理办法》第六条规定了信息主动公开的内容、第七条规定了不得公开的内容、第八条规定了可不予公开的内容。从信息公开方式看，目前医疗卫生机构信息公开主要是医疗卫生机构根据相应机构特点和自身实际医疗卫生服务情况开展信息内容的主动公开实践活动。

从本质内涵看，医疗卫生信息公开是指为规范医疗卫生机构的信息公开工作，三种类型的医疗卫生机构（基层医疗卫生机构、医院、专业公共卫生机构）在提供社会公共服务活动中将该服务过程中制作或获取的信息以及其他与医疗卫生服务有关的信息，以合法合规、主动及时、便民快捷、安全高效、真实无误的方式和途径公开给公众的信息管理实践活动。医疗卫生信息公开本身就是要规范医疗卫生机构的信息公开工作，实现最大范围的医疗卫生信息共享利用，因而医疗卫生信息公开实践过程中，应对相应信息开放共享的标准规范、实现工具和方法途径给予更多关注。

3.1.2 医疗卫生信息公开的基本原则

医疗卫生信息公开的基本原则是医疗卫生信息公开管理与执行实践环节的重要参考准则。医疗卫生信息公开的基本原则，如图3-1所示。

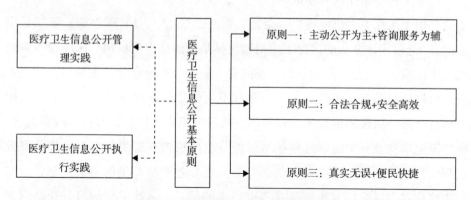

图3-1 医疗卫生信息公开基本原则

（1）主动公开为主+咨询服务为辅

主动公开是保障公众知情权的最重要途径，主动公开医疗卫生相关信息能够有效保障公众对医疗卫生服务领域的知情权。《制定办法》第五条指出，公共企事业单位信息公开的方式，以主动公开为主，原则上不采取依申请公开的方式。《管理办法》第十一条指出："医疗卫生机构的信息公开采取主动公开为主、提供咨询服务为辅的方式。"医疗卫生信息公开基本原则的第一项是"主动公开为主+咨询服务为辅"，该原则是指医疗卫生机构应将其在提供社会公共服务活动中制作或获取的信息以及其他与医疗卫生服务有关的信息主动向公众进行公开，同时，医疗卫生机构还应提供多元化的信息咨询辅助服务用于满足公众的信息需求，特别是回应公众对医疗卫生机构主动公开方面信息的咨询。《管理办法》第十四条指出："公民、法人或者其他组织通过医疗卫生机构设置的咨询窗口获取医疗服务信息。"根据"主动公开为主+咨询服务为辅"原则，医疗卫生机构可采取"线上"与"线下"融合的"主动公开+咨询辅助"信息公开服务模式。

（2）合法合规+安全高效

医疗卫生机构信息公开要确保合法合规，医疗卫生机构信息公开主体应在合法合规的情况下开展安全高效的信息公开工作。应对拟公开的信息进行合法性、合规性等方面的审查，确保医疗卫生机构信息公开内容的合法合规性。《管理办法》第七条指出："医疗卫生机构不得公开下列信息：涉及国家秘密的；涉及商业秘密的；涉及自然人个人信息保护的；公开后可能危及国家安全、公共安全、经济安全、执业安全、社会稳定及正常医疗秩序的；违反《中华人民共和国广告法》等法律法规规定或涉嫌夸大、虚假宣传等内容的；法律、法规、规章等规定的不予公开的信息。"此外，《管理办法》第十七条指出："医疗卫生机构应当依照《中华人民共和国保守国家秘密法》《中华人民共和国个人信息保护法》和其他国家保密法律法规等规定对拟公开的信息进行保密审查。"医疗卫生机构信息公开工作应当按照规定权限和程序开展，既要确保所涉及内容和全过程都要合法合规，又要确保安全高效地开展。医疗卫生机构加强对拟公开信息的保密审查工作，明确要求拟公开的医疗卫生信息应先经相应信息所属的公开部门按保密审查流程进行审查，再经医疗卫生机构信息公开负责人（明确为负责相应医疗卫生机构信息公开工作的专门管理人员）审查批准后方可公开，确保医疗卫生机构信息公开合法合规，维护医疗卫生机构信息公开的安全要求。

（3）真实无误+便民快捷

《管理办法》第六条指出："医疗卫生机构根据本机构特点和自身实际服务情况，应当主动公开十类信息：机构基本概况、公共服务职能；机构科室分布、人员标识、标识导引；机构的服务内容、重点学科及医疗技术准入、服务流程及须知等；涉及公共卫生、疾病应急处置相关服务流程信息；医保、价格、收费等服务信息；健康科普宣传教育相关信息；招标采购信息；行风廉政建设情况；咨询及投诉方式；其他法律、法规、规章等规定的应当主动公开的内容。"信息具有时效性、虚假性、可传递性等特征，因而医疗卫生机构公开信息，应遵循真实无误、便民快捷的原则，做到公开内容真实无误，公众获得信息内容更为方便快捷。为确保医疗卫生信息公开内容的真实性、准确性、及时性，医疗卫生机构在开展信息公开工作过程中，应充分利用网络信息技术优势，积极打造医疗卫生信息公开网络工具平台。一方面，医疗卫生机构可按照信息公开网络工具体系建设思路框架逐步搭建适合自身业务特点的信息公开网络工具平台，对医疗卫生机构信息公开目录涉及的信息内容进行主动发布或更新；另一方面，医疗卫生机构若发现与自身相关的、可能扰乱社会管理秩序的虚假或者不完整信息，应当及时通过相应的医疗卫生信息公开网络工具平台发布准确的信息予以澄清。医疗卫生机构加强医疗卫生信息公开网络工具平台建设，应考虑从制度、管理和技术上进行多维度融合，更好地保障医疗卫生机构公开信息的准确、及时，进而打造一个便民高效的医疗卫生信息公开网络平台。此外，提供面向个性化需求的定向信息主动推送和精准推送等信息服务功能是信息公开网络工具平台面临的重要课题。

3.2 医疗卫生信息公开的目录与作用

3.2.1 医疗卫生信息公开目录

明确医疗卫生信息公开目录本质上是对医疗卫生信息公开范围的确定，也是开展医疗卫生信息公开实践的重要指南。《制定办法》第七条指出："公共企事业单位信息公开规定应当以清单方式明确列出公开内容及时限要求，并根据实际情况动态调整。"制定医疗卫生信息公开目录就是以清单方式明确医疗卫生机构信息公开内容的重要方式。医疗卫生信息公开基本目录的明确，既有利于对各级各类医疗卫生机构信息公开工作的执行落实情况进行监督检查，也有利于从医疗卫生信息公开内容范围的层面不断深化与优化医疗卫生服务信息公开实践工作。《管理办法》第十条指出，医疗卫生机构信息公开基本目录分为资质类和服务类两类信息，前者是指法律、法规、规章明确规定的或政府部门指定的，带有强制性公开的医疗和公共卫生服务信息，以及通过许可、审批、备案、评审等取得的相关资质信息；后者是指医疗卫生机构提供公共服务过程中，公众需要或关注的服务信息。医疗卫生信息公开基本目录如图3-2所示。

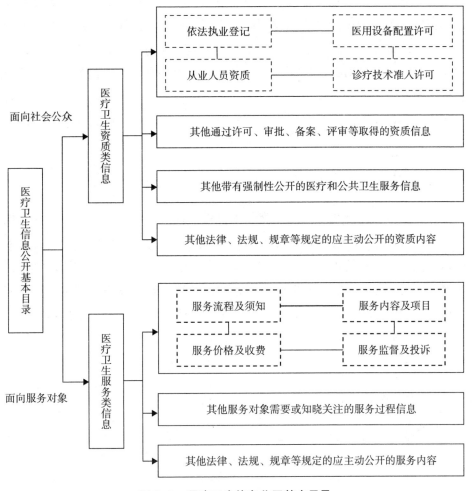

图3-2　医疗卫生信息公开基本目录

如图3-2所示，医疗卫生信息公开基本目录主要包括面向社会公众提供的医疗卫生资质类信息和面向服务对象提供的医疗卫生服务类信息。面向社会公众提供的医疗卫生资质类信息主要包括以下四部分内容：第一，依法执业登记信息、医用设备配置许可信息、从业人员资质信息、诊疗技术准入许可信息；第二，其他通过许可、审批、备案、评审等取得的资质信息；第三，其他带有强制性公开的医疗和公共卫生服务信息；第四，其他法律、法规、规章等规定的应主动公开的资质内容。面向服务对象提供的医疗卫生服务类信息主要包括以下三部分内容：第一，服务流程及须知信息、服务内容及项目信息、服务价格及收费信息、服务监督及投诉信息；第二，其他服务对象需要或知晓关注的服务过程信息；第三，其他法律、法规、规章等规定的应主动公开的服务内容。由于基层医疗卫生机构、医院和专业公共卫生机构三类不同医疗卫生机构在提供社会公共服务过程中具有各自不同的特点，因此在确定医疗卫生信息公开目录时，还应充分结合各级各类医疗卫生机构的自身特点及其各自在提供社会公共服务过程中的实际情况进行具体目录方面的细化。

3.2.2 医疗卫生信息公开的作用

医疗卫生信息公开是实现医疗卫生机构治理现代化的重要途径之一，推动医疗卫生信息公开也是医疗卫生服务质量建设内在需求的积极回应，在提升医疗卫生治理现代化水平过程中应加强医疗卫生信息公开制度建设。同时，政府卫生行政部门及医疗卫生机构服务意识的切实转变和服务型定位需要实现医疗卫生服务信息公开。医疗卫生信息公开既能强化医疗卫生机构的信息披露与公开监督，又能为医疗卫生机构拓展信息利用服务并实现信息增值提供相应保障。医疗卫生信息公开的作用如图 3-3 所示。

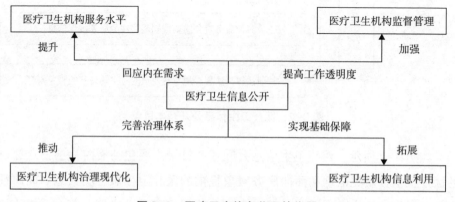

图 3-3　医疗卫生信息公开的作用

从图 3-3 可知，医疗卫生信息公开的作用主要体现在四个方面：提升医疗卫生机构服务水平、加强医疗卫生机构监督管理、推动医疗卫生机构治理现代化、拓展医疗卫生机构信息资源利用。从提升医疗卫生机构服务水平来看，医疗卫生信息公开是对医疗卫生服务质量建设内在需求的回应。医疗卫生信息公开既有利于提高医疗卫生服务工作质量，进而助力于医疗卫生服务水平建设；又有利于提升医疗卫生服务质量管理工作的社会公众参与度，并助力于医疗卫生服务质量管理的科学化。从加强医疗卫生机构监督管理看，医疗卫生信息公开是对提高医疗卫生工作透明度的回应。医疗卫生信息公开既有利于加强对医疗卫生服务工作的内外部监督管理，更好地维护人民群众切身利益；也有利于遏制医疗卫生领域腐败，对"阳光医卫""廉洁医卫"等运行机制建设具有重要作用。从推动医疗卫生机构治理现代化来看，医疗卫生信息公开是对完善医疗卫生机构治理体系与治理能力建设的回应。医疗卫生信息公开既有利于发挥医疗卫生服务信息对人民群众生产、生活和经济社会活动的服务功能，进而助力于建设服务型医疗卫生机构；又有利于推动形成医疗卫生机构、政府卫生行政部门、医护工作者和社会公众等多方良性互动的协同共治型医疗卫生机构管理新生态。从拓展医疗卫生机构信息资源利用来看，医疗卫生信息公开是对保障信息资源共享利用与增值的回应。医疗卫生信息公开既有利于解决医疗卫生机构与服务对象之间的信息不对称问题，进而助力于促进和谐健康医患关系的形成；又有利于打破医疗卫生机构内部各个职能部门间存在的信息垄断，促进医疗卫生信息资源共享利用，进而产生更大的信息增值。

3.3 医疗卫生信息公开工作机构及其职责

明确医疗卫生信息公开工作机构及其职责，有利于推进医疗卫生信息公开执行效率。《管理办法》第十六条指出："医疗卫生机构应当建立健全信息公开工作制度，对本机构公开信息的范围形式、审核发布、管理维护、咨询回应等工作作出规定。医疗卫生机构应当明确管理部门或专门人员负责本机构的信息公开工作。"为更好地保障医疗卫生信息公开工作运行，医疗卫生机构应明确医疗卫生信息公开办公室作为指定管理机构负责本单位信息公开日常工作。同时，一方面，要明确医疗卫生信息公开保密审查办公室负责对拟公开的信息内容进行保密审查工作；另一方面，应明确医疗卫生信息公开监督投诉办公室负责对医疗卫生机构信息公开工作的日常监督检查与责任追究。医疗卫生信息公开工作机构是负责医疗卫生机构信息公开日常工作的指定机构，明确医疗卫生信息公开工作机构及其职责也是对建立健全医疗卫生信息公开工作制度的积极回应。医疗卫生信息公开工作机构及其职责如图3-4所示。

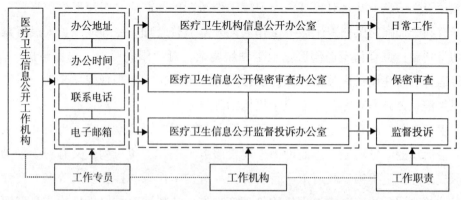

图3-4　医疗卫生信息公开工作机构及其职责

如图3-4所示，医疗卫生信息公开工作机构主要包括医疗卫生机构信息公开办公室、医疗卫生信息公开保密审查办公室、医疗卫生信息公开监督投诉办公室。医疗卫生信息公开工作机构应明确相应的医疗卫生信息公开工作专员，并主动向社会公开医疗卫生服务机构信息公开工作机构的办公地址、办公时间、联系电话和电子邮箱四类信息。三类医疗卫生信息公开工作机构分别承担着不同的职责，并共同服务于整个单位的医疗卫生信息公开工作。医疗卫生机构信息公开办公室的主要职责是负责本单位的信息公开日常工作，包括本机构公开信息的范围形式、主动发布、更新维护、咨询回应与解答、年度报告发布。医疗卫生信息公开保密审查办公室的主要职责是负责对本单位拟公开的信息内容进行保密审查工作，并将审查结果及时反馈给医疗卫生机构信息公开办公室，保密审查通过的信息则由医疗卫生机构信息公开办公室主动发布。医疗卫生信息公开监督投诉办公室主要负责医疗卫生服务机构信息公开工作考核，并对医疗卫生机构信息公开工作开展日常监督检查与责任追究。

3.4 医疗卫生信息公开研究领域分析

3.4.1 数据来源与清洗

通过数据分析发现，2020 年以后有关"疫情信息公开""疫情信息发布""疫情信息公布"等方面的成果增加较多，且这些成果大多与医疗卫生信息公开十分相关，故本节在《医疗卫生信息公开研究主题识别与热点趋势分析》一文专业检索表达式基础上增加相应检索词进行检索策略的更新优化[9]。选择 CNKI 数据平台作为数据源，更新优化后的检索式如下：（TI＝医疗 OR TI＝医院 OR TI＝卫生 OR TI＝疫情）AND TI＝信息 AND（TI＝公开 OR TI＝披露 OR TI＝发布 OR TI＝公布），利用 TI 字段进行题名精确匹配检索，检索范围为学术期刊并取消中英文扩展。检索结果包括 353 篇期刊文献，通过数据清洗等处理后还剩期刊论文 248 篇作为本节数据分析集，检索时间：2021－12－8。从数据年份分布看，医疗卫生信息公开研究领域成果可大致分成三大阶段：2000—2009 年的研究起步期（共 32 篇文献，占比 12.90%）、2010—2019 年的研究摸索期（共 113 篇文献，占比 45.57%）、2020 年以后的研究发展期（共 103 篇文献，占比 41.53%）。

3.4.2 研究力量分布

（1）作者层面

数据显示，从作者层面来看，248 篇核心期刊论文共涉及 435 位作者，共计 108 篇文献（占比 43.55%）为独立署名发文，140 篇文献（占比 56.45%）为合作署名发文。可见，目前医疗卫生信息公开研究领域以合作研究发文为主，以独立署名发文为辅。进一步分析发现，在 140 篇合作发文中，以两人合作发文和三人合作发文为主，表现为 64 篇属于两人合作类型，33 篇属于三人合作类型，14 篇属于四人合作类型，14 篇属于五人合作类型，6 篇属于六人合作类型，2 篇属于七人合作类型，4 篇属于八人合作类型、1 篇属于九人合作类型、2 篇属于十人合作类型。

如表 3-1 所示，在不区分作者排序的情况下，发文量＝1 的作者数为 371

（占总作者数85.29%，占总发文量64.86%），发文量=2的38位作者占总作者数8.74%，发文量=3的12位作者占总作者数2.76%，而发文量≥4的作者数量有14位，虽仅占总作者数的3.22%，但总发文量占比15.56%。在区分作者排序并仅统计第一署名作者的情况下，发文量=1的作者数为182（占总作者数87.50%，占总发文量73.39%），发文量=2的19位作者占总作者数9.13%，发文量=3的6位作者占总作者数2.88%，而发文量≥4的作者数量有1位，发文量=10，其虽仅占总作者数的0.48%，但总发文量占比4.03%。

表3-1 基于CNKI学术期刊数据的医疗卫生信息公开研究作者统计情况

	序号	分类	作者数（位）	占总作者数的百分比（%）	发文量（篇）	占总发文量的百分比（%）
不区分署名作者	1	发文量=1	371	85.29	371	64.86
	2	发文量=2	38	8.74	76	13.29
	3	发文量=3	12	2.76	36	6.29
	4	发文量≥4	14	3.22	89	15.56
		合计	435	100.00	572	100.00
仅计第一署名作者	1	发文量=1	182	87.50	182	73.39
	2	发文量=2	19	9.13	38	15.32
	3	发文量=3	6	2.88	18	7.26
	4	发文量≥4	1	0.48	10	4.03
		合计	208	100.00	248	100.00

基于CNKI学术期刊数据表明，目前医疗卫生信息公开研究领域中大部分作者未开展持续研究，仅少数学者在此领域开展持续性研究。从发文量视角看，发文量≥4的作者（不区分作者排序的情况下）、发文量≥3的作者（在仅统计第一署名作者的情况下）可视为目前医疗卫生信息公开领域的高产作者。在不区分作者排序的情况下，发文量≥4的作者仅14人，分别是郭蕊15篇、郑大喜10篇、宋林子8篇、张新平7篇、董贵玲7篇、胡文爽6篇、陈刚6篇、张春梅5篇、王楠5篇、宋杰4篇、杨善发4篇、韩扬阳4篇、王冕4篇、李娜4篇；在仅统计第一署名作者的情况下，发文量≥3的作者仅7

人，分别是郑大喜 10 篇、毛群安 3 篇、陈刚 3 篇、董贵玲 3 篇、张春梅 3 篇、宋林子 3 篇、胡文爽 3 篇。数据显示，在不区分作者排序的情况下，248 篇论文共涉及 435 位作者，其中发文量≥2 篇的作者共有 64 位。为进一步揭示医疗卫生信息公开领域的合作研究情况，构建发文量≥2 的 64 位作者合作网络来揭示该领域研究者合作情况，如图 3-5 所示。

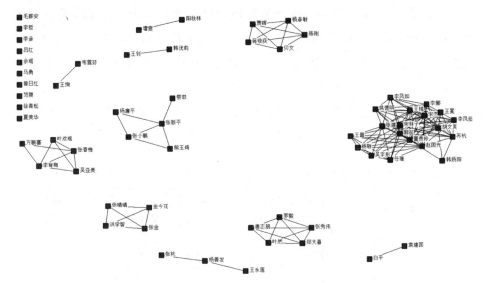

图 3-5 基于 CNKI 学术期刊数据的医疗卫生信息公开研究领域作者合作网络（发文量≥2）

图 3-5 中节点之间若有连线，则表示节点对应的研究者相互间在医疗卫生信息公开研究领域有直接合作研究关系，数据显示，这 64 位作者中有 10 位作者未与发文量≥2 篇的其他作者有过合作，在图 3-5 左上角中呈现出"独立节点"，非"独立节点"对应有 54 位研究者。从图 3-5 的网络数据看，有 6 个子网络对应的合作研究成员人数≥4，可知目前医疗卫生信息公开研究领域已初步形成 6 个研究团队，按照团队人数递减排列依次是：①由郭蕊、宋林子、董贵玲、胡文爽等组成的研究团队，该团队主要研究医疗服务信息公开现状、医疗服务信息披露制度；②由张春梅、方鹏骞等组成的研究团队，该团队主要研究医疗服务信息披露的问题及对策建议；③由郑大喜、罗毅等组成的研究团队，该团队主要研究公立医院财务信息公开政策及其评价；④由张新平、蔡菲等组成的研究团队，该团队主要研究医疗机构信息公开内容与模式、基层医疗卫生机构用药信息公开评估与制度；⑤由陈刚、蒋

收获等组成的研究团队,该团队主要研究医疗服务信息披露管制机制及政策、卫生行政许可类政府信息依申请公开分析;⑥以金今花、张晴晴等组成的研究团队,该团队主要研究公立医院医疗信息披露的指标体系与制度分析。

(2) 期刊层面

数据显示,248篇期刊文献分布于155本期刊中,其中仅刊载1篇医疗卫生信息公开领域文献的期刊有115本(占总期刊数量的74.19%)。刊载医疗卫生信息公开领域文献数量≥3篇的期刊有18本(占总期刊数量的11.61%),这18本期刊共刊载该领域文献数量为89篇(占总文献数量的35.89%)。可见,目前医疗卫生信息公开领域成果主要集中在少部分期刊,表3-2是目前刊载医疗卫生信息公开领域文献数量≥3篇的期刊。

表3-2 基于CNKI学术期刊数据的医疗卫生信息公开文献来源期刊(载文量≥3篇)

期刊名	研究起步期载文量(篇)	研究摸索期载文量(篇)	研究发展期载文量(篇)	文献总量(篇)
中国医院管理	2	9	1	12
中国医院	0	8	2	10
医学与社会	0	5	1	6
中国卫生法制	1	3	2	6
现代医院管理	0	5	1	6
南京医科大学学报(社会科学版)	0	1	4	5
中国卫生监督杂志	0	5	0	5
中国卫生经济	0	5	0	5
医院管理论坛	1	2	1	4
中国农村卫生事业管理	2	1	1	4
财会学习	0	4	0	4
中华医院管理杂志	0	4	0	4
中国卫生政策研究	0	3	0	3
新闻战线	0	0	3	3

续表

期刊名	研究起步期载文量（篇）	研究摸索期载文量（篇）	研究发展期载文量（篇）	文献总量（篇）
现代医院	1	0	2	3
医学与法学	0	2	1	3
现代情报	0	2	1	3
中国卫生事业管理	2	1	0	3
合计	9	60	20	89

注：研究起步期对应2000—2009年、研究摸索期对应2010—2019年、研究发展期对应2020年以来的年份。

表3-2显示，从总载文量看，目前医疗卫生信息公开领域的重要期刊主要包括《中国医院管理》《中国医院》《医学与社会》《中国卫生法制》《现代医院管理》等。从期刊在研究起步期、研究摸索期、研究发展期各自的载文量看，表3-2中的18本期刊主要刊载该领域的文献属于研究摸索期。表3-2数据显示，在研究起步期的主要期刊是《中国医院管理》《中国卫生事业管理》等；在研究摸索期的主要期刊是《中国医院管理》《中国医院》《医学与社会》《现代医院管理》《中国卫生监督杂志》《中国卫生经济》等；在研究发展期的主要期刊是《南京医科大学学报（社会科学版）》《新闻战线》等。可见，在医疗卫生信息公开领域发展的不同阶段中，载文量较高的来源期刊呈现出较大的差异。此外，数据显示，载文量较高的18本期刊刊载医疗卫生信息公开研究领域成果的时间段与研究内容也存在较大差异。如有部分载文量较高的期刊在该领域的三个阶段均有刊载相应成果，其表现出对医疗卫生信息公开研究领域的持续关注，如《中国医院管理》《中国卫生法制》《医院管理论坛》《中国农村卫生事业管理》四本期刊，从刊载的成果内容看，《中国医院管理》《医院管理论坛》两本期刊主要刊载医疗服务信息公开认知判断与制度构建、公立医院社会责任信息披露评价指标体系方面的研究成果；《中国卫生法制》主要刊载卫生行政处罚信息公开的路径与风险防范方面的研究成果；《中国农村卫生事业管理》早期主要刊载医疗信息公开政策与医疗服务监管方面的研究成果，后期主要刊载突发公共卫生事件中信息公开制度构建方面的研究成果。数据显示，还有部分载文量较高的期刊主要是从研究摸索

期开始刊载医疗卫生信息公开研究领域成果，如《中国医院》《医学与社会》《中国卫生监督杂志》《中国卫生经济》《财会学习》《中华医院管理杂志》。从刊载的成果内容看，《中国医院》《医学与社会》两本期刊主要刊载医疗服务信息公开的现状、认知及需求分析等方面的研究成果；而《中国卫生监督杂志》《中国卫生经济》《财会学习》《中华医院管理杂志》四本期刊主要刊载医院财务信息公开制度、医疗服务信息公开内容、卫生计生监督信息公开路径等方面的研究成果。数据显示，还有部分较高的期刊主要是从研究发展期才开始刊载医疗卫生信息公开研究领域成果，如《南京医科大学学报（社会科学版）》《新闻战线》两本期刊，从刊载的成果内容看，其主要刊载突发传染病疫情信息披露机制问题方面的研究成果。

3.4.3 研究主题分析

下面将从共词分析与引用频次双重视角出发展开相应探讨，以期能较好地揭示出当前医疗卫生信息公开研究领域主题分布情况，并对相应领域研究主题进行梳理与分析。

（1）基于共词分析的视角

基于高频关键词开展相应的统计与共词分析能在一定程度上对研究领域的主要研究主题及其热点分布进行识别[10-13]，并有助于领域研究者从整体上把握领域的研究内容体系。分析发现，248篇期刊文献共涉及554个作者关键词，词频总数值为995。从关键词词频看，少量关键词频次较高，表现为占关键词总数9.39%的52个关键词（占词频总数值43.92%）。同时也有大量的低频作者关键词，如占词频总数值44.82%的446个作者关键词（占关键词总数80.51%）词频为1，占词频总数值11.26%的56个作者关键词（占关键词总数10.11%）词频为2。结合该领域作者关键词及其词频分布情况，将词频≥3的52个关键词作为该领域高频关键词，见表3-3。

表 3-3 基于 CNKI 学术期刊数据的医疗卫生信息公开研究高频关键词（词频数值≥3）

编号	作者关键词	词频数值	编号	作者关键词	词频数值	编号	作者关键词	词频数值
1	信息公开	77	19	隐私权	5	37	舆论引导	3
2	公立医院	42	20	公共卫生事件	5	38	信息公开制度	3
3	信息披露	38	21	依申请公开	4	39	政府信息	3
4	突发公共卫生事件	32	22	行政处罚	4	40	医疗信息公开	3
5	信息发布	16	23	信息披露制度	4	41	网络	3
6	社会责任	13	24	卫生	4	42	卫生监督	3
7	政府信息公开	12	25	主流媒体	4	43	传染病	3
8	疫情防控	11	26	卫生行政部门	4	44	医院信息	3
9	新冠肺炎疫情	11	27	会计信息	4	45	个人信息	3
10	财务信息公开	10	28	医疗信息	4	46	突发性公共卫生事件	3
11	医院	9	29	突发事件	4	47	透明度	3
12	疫情信息	8	30	建议	4	48	医疗费用	3
13	新冠肺炎	8	31	重大疫情	4	49	影响因素	3
14	医疗服务	7	32	医疗机构	4	50	医疗信息披露	3
15	指标体系	7	33	卫生行政许可	4	51	医疗卫生服务	3
16	披露	6	34	信息不对称	3	52	突发公共事件	3
17	新型冠状病毒肺炎	6	35	政府信息发布	3			
18	知情权	5	36	医务人员	3			

表 3-3 显示，公立医院信息公开、突发公共卫生事件信息公开是目前医疗卫生信息公开领域关注较多的研究内容。基于共词分析方法的基本原理与处理过程[14]，对表 3-3 中的 52 个高频作者关键词相互间的共现情况进行数据处理并获得相应的共词原始矩阵（52×52）。基于 CNKI 学术期刊数据的医疗卫生信息公开研究高频关键词共词原始矩阵，如表 3-4 所示。

表3-4 基于CNKI期刊论文的医疗卫生信息公开研究高频关键词共词原始矩阵（部分）

作者关键词	信息公开	公立医院	信息披露	突发公共卫生事件	信息发布	社会责任	……	医疗卫生服务	突发公共事件
信息公开	77	8	0	12	0	1	……	2	0
公立医院	8	42	17	0	0	10	……	1	0
信息披露	0	17	38	1	0	9	……	0	0
突发公共卫生事件	12	0	1	32	5	0	……	0	0
信息发布	0	0	0	5	16	0	……	0	0
社会责任	1	10	9	0	0	13	……	0	0
……	……	……	……	……	……	……	……	……	……
医疗卫生服务	2	1	0	0	0	0	……	3	0
突发公共事件	0	0	0	0	0	0	……	0	3

借助文献计量网络工具VOSviewer（Version 1.6.16）对作者关键词共现矩阵进行处理并构建相应的关键词共现网络[15-16]。选择VOSviewer提供的"Fractionalization"进行规范化处理，"Min. cluster size"设置为4，其他相应参数数值选择默认，最后选择网络视图（Network Visualization）进行可视化布局显示。基于CNKI期刊论文的医疗卫生信息公开研究高频作者关键词共现网络视图，如图3-6所示。图3-6中圆形节点代表相应的高频作者关键词，且节点权重数值与节点及其标签字体大小成正比，节点权重数值越大，则相应节点及其标签字体越大。节点间连线表明关键词间存在共现关系，相似度较高的节点表现出相同的灰度且归属于相同的聚类类团。根据节点共现关系及强弱形成的各个聚类类团对应着不同的领域研究热点主题。

如图3-6所示，基于CNKI期刊论文的医疗卫生信息公开研究高频作者关键词形成了四大聚类类团，表明基于CNKI期刊论文所揭示的目前医疗卫生信息公开研究领域已形成四大研究热点主题，按各聚类类团高频作者关键词的数量降序排列分别是：医疗卫生信息公开制度研究（对应图3-6中的聚类类团Ⅰ）、公立医院社会责任会计信息披露研究（对应图3-6中的聚类类团Ⅱ）、突发性公共卫生事件信息公开制度（对应图3-6中的聚类类团Ⅲ）、卫生行政许可依申请公开制度研究（对应图3-6中的聚类类团Ⅳ）。

/ 第❸章 / 医疗卫生信息公开的基本理论问题分析

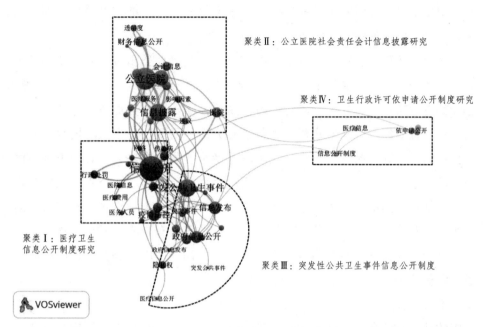

图 3-6 基于 CNKI 期刊论文的医疗卫生信息公开研究高频作者关键词共现网络视图

①医疗卫生信息公开制度研究。该研究聚类主题主要包括医疗卫生服务机构信息公开和新冠肺炎疫情防控信息公开两个子研究主题。医疗卫生服务机构信息公开研究主题主要侧重对医疗卫生服务机构在其提供医疗服务过程中的信息公开工作，特别是通过医疗机构的信息公开来解决日益紧张的医患矛盾并推动和谐医患关系的形成。建立健全信息公开制度有助于重构医患信任关系[17]，借助信息公开工具既能有效提升医患双方信息交流的有效性，也是打造"阳光医卫"的有效手段，其通过医疗机构信息公开来解决医疗服务机构与公众、医师与患者在信息不对称条件下产生的信息不平衡问题。新冠肺炎疫情防控信息公开研究主题主要侧重对新冠肺炎疫情防控信息公开发布实践方面的研究。新冠肺炎疫情防控中的信息公开发布工作具有重要意义。要做好疫情防控预案，疫情信息必须及时公开[18]。同时，该研究主题还重点关注新冠肺炎疫情防控中个人信息的公开与保护问题，以及新冠肺炎疫情中个人信息公开的完善策略[19]。应当综合衡量疫情防控需要和对个人隐私权的保护，决定对个人信息的公开程度，同时应通过完善行政、刑事和民事法律，加大对疫情防控中个人信息的保护力度[20]。医疗卫生信息公开制度研究作为

医疗卫生信息公开研究领域的重要研究维度之一，持续推动着医疗卫生信息公开理论与实践的融合与发展。

②公立医院社会责任会计信息披露研究。该研究类团包括的主要关键词有公立医院、信息披露、社会责任、财务信息公开、医院、信息披露制度、会计信息、信息不对称等，其研究内容涵盖公立医院社会责任会计信息披露的动因、价值作用、框架构建及评价指标方面的研究。公立医院披露社会责任会计信息有利于促进和鼓励公立医院主动承担其社会责任，有利于减少医患间的信息不对称，有利于增加医患间的信息交流和沟通。公立医院社会责任会计信息披露由外部因素和内部因素驱动[21-22]：一方面，政府、患者、新闻媒体都对公立医院实行社会责任会计信息披露具有现实的需求，这是公立医院社会责任会计信息披露外部动因；另一方面，医院有公益性、体现职业道德和价值观方面的需要，这是公立医院社会责任会计信息披露的内部动因。要全面反映公立医院所承担的社会功能和履行的社会责任，需要搭建与之相适应的社会责任会计信息体系和披露机制[23]，且公立医院应采取适当方式披露其社会责任会计信息[24]。公立医院社会责任会计信息披露指标体系能通过量化的评价指标来反映公立医院履行社会责任的状况，有研究指出其评价指标体系可分别从公立医院对政府、患者、职工、环境、债权人、社区六方面履行社会责任的会计指标进行设计[25]。从内容上看，公立医院社会责任会计信息披露研究可纳入医院财务信息公开的范畴。建立强制性公立医院财务信息公开制度的必要性体现在以下三个方面[26]：有助于强化监督和降低代理成本、可以向资本市场传递良好经营状况和发展前景信号、有助于全面反映和综合平衡利益相关者的利益诉求。作为医疗卫生信息公开研究热点领域之一，推进公立医院财务信息公开，既从内容层面明确了公立医院信息公开责任，又从服务层面提供了提升公立医院医疗服务效率与质量的路径。

③突发性公共卫生事件信息公开制度。该研究热点聚焦于应对突发公共卫生事件的信息公开问题。突发公共卫生事件中及时开展信息公开及其分析工作具有重要作用。突发公共卫生事件信息具有专业性，一般情况下由卫生行政部门负责信息管理[27]。突发公共卫生事件处理过程中，行政机关所制作或获取的相关事件信息是应依法公开的政府信息，及时有效地开展突发公共卫生信息公开既有其必要性，又有其重要性。突发公共卫生事件信息公开的

必要性和重要性表现为三个方面[28]：有利于控制疾病流行，保障人民群众身体健康；有利于防止谣言传播，维护社会秩序稳定；有利于公众理解、支持和配合政府工作。从目前该主题的研究内容来看，对突发公共卫生事件政府信息公开法律问题方面的研究较多，而从面向突发公共卫生事件信息公开关键要素、程序方法指南、保障方式等实践指导层面开展系统化的研究还较为缺乏。突发公共卫生事件信息公开治理策略应充分考虑突发公共卫生事件信息的传播特征。突发公共卫生事件信息的传播结构及其路径依赖决定和制约其信息传播机制和传播类型，可考虑从突发公共卫生事件的信息传播体系、信息传播制度保障体系、多维治理结构三方面出发建立和完善突发公共卫生事件信息的传播治理体系[29]。从制度保障支撑看，突发公共卫生事件中政府信息公开完善路径包括[30]：完善突发事件的信息发布制度、建立多元参与的信息输入系统、明确早期警示信息的发布规则、重置突发公共卫生事件的公开义务主体、构建信息交流机制。结合供需适配性理论，突发公共卫生事件信息公开融合要素维度包括相关性维度、可及性维度、质量性维度、相适性维度[31]。对于突发性公共卫生事件，及时准确地进行相关信息的公开工作具有重要意义，且信息公开作为传染病疫情和突发公共卫生事件风险管理的重要工具之一，应积极发挥突发性公共卫生事件信息公开制度的重要作用。

④卫生行政许可依申请公开制度研究。卫生行政许可依申请公开是与卫生行政许可主动信息公开相配套的制度框架，其主要是除主动公开的政府卫生行政许可类信息之外，公民、法人或其他组织根据其特殊需要而申请公开的卫生行政许可类信息。从医疗卫生信息依申请公开的主要内容和形式看，应明确相应依申请公开受理机构、申请内容、申请方式、答复时限等内容。有关调研显示，卫生许可类信息占信息公开申请总数较大的比重，其申请的内容以医疗执业信息为主[32]。卫生行政许可类信息依申请公开虽强调只涉及部分公众或事件，但卫生行政许可依申请公开制度仍是卫生信息公开制度体系不可或缺的组成部分。医疗卫生信息依申请公开制度的执行情况应与医疗卫生信息主动公开制度一并作为医疗卫生信息公开绩效考核的内容。

（2）基于引用频次的视角

期刊文献的被引频次可在一定程度上表征其学术影响力或重要性程度。一般情况下，高被引文献在其研究领域中的学术影响力较大、重要性程度较高。从理论和方法层面看，基于高被引论文的研究热点识别具有可行性、有效性和实用性[33]。考虑到高被引文献在领域研究中的重要性以及在识别研究热点中的应用性，本部分基于引用频次的视角对医疗卫生信息公开领域高被引期刊文献进行系统分析，以期能在一定程度上揭示该研究领域的研究热点，并能助力于医疗卫生信息公开研究领域在内容层面的深化与拓展。

将248篇期刊论文按CNKI平台被引频次进行降序排列，识别出医疗卫生信息公开研究领域被引频次≥10的42篇高被引期刊论文，见表3-5。从发表年份看，目前该领域高被引期刊论文主要分布于2003年（3篇）、2005年（3篇）、2006年（3篇）、2011年（4篇）、2012年（5篇）、2017年（4篇）、2018年（3篇）、2020年（8篇）。可见，目前2020年包含的医疗卫生信息公开研究领域高被引期刊论文数量最多，其次是2012年。从作者合作情况看，40.48%的期刊论文为独立署名类研究成果，59.52%的期刊论文为合作署名类研究成果，且合作署名方式以两人合作、三人合作为主（占合作署名类研究成果的84.00%，其中两人合作占合作署名类研究成果的48.00%，三人合作占合作署名类研究成果的36.00%）。从来源期刊分布看，《中国医院管理》发表了目前医疗卫生信息公开研究领域最多的高被引期刊论文，共计7篇。结合基于CNKI学术期刊数据的医疗卫生信息公开文献来源期刊（见表3-2）可知，《中国医院管理》也是目前刊载医疗卫生信息公开研究领域成果最多的期刊。可见，《中国医院管理》是目前该领域最重要的来源期刊，该刊对医疗卫生信息公开研究领域发挥着重要的推动作用。

表3-5 基于CNKI平台的医疗卫生信息公开研究高被引期刊论文（被引频次≥10）

序号	被引频次排名	期刊论文篇名	作者	来源期刊刊名	发表年份	被引频次
1	1	面向突发公共卫生事件的相关信息发布特征分析	李月琳，王姗姗	图书与情报	2020	47
2	2	从"非典"谈突发公共卫生事件信息公开	曹丽萍	中国公共卫生	2003	41
3	3	试论医疗服务市场失灵、信息披露及其管制	郑大喜	中国卫生质量管理	2003	38

续表

序号	被引频次排名	期刊论文篇名	作者	来源期刊刊名	发表年份	被引频次
4	4	在线医疗社区用户健康隐私信息披露意愿的影响因素研究	王瑜超	信息资源管理学报	2018	36
5	4	公立医院接受捐赠内部控制、账务处理与信息披露	郑大喜	现代医院管理	2018	36
6	6	关于建立我国公立医院信息披露制度的探讨	袁建国,白平	中国医院管理	2011	30
7	6	我国医院信息公开存在的问题及对策分析	张彬,杨善发	中国医院管理	2008	30
8	8	基于KANO模型的突发公共卫生事件信息公开的公众需求研究	韩玮,陈樱花,陈安	情报理论与实践	2020	29
9	9	基于多元主体共在与信息即时公开的新冠肺炎疫情网络舆情的思考	赵耀,王建新	中国矿业大学学报（社会科学版）	2020	28
10	9	医疗信息公开与医疗服务监管的DADS模式	王永莲,杨善发	卫生软科学	2005	28
11	11	论我国医疗信息公开政策与医疗服务监管	杨善发,王永莲	中国农村卫生事业管理	2005	26
12	12	医疗机构信息披露与服务质量关系研究	马骋宇	中国医院管理	2015	24
13	12	信息不对称下公立医院信息公开模式的探讨	陆晓露,徐渊洪,程之红,马亚娜	中国医院管理	2012	24
14	14	重大突发公共危机事件中政府信息发布对公众心理的影响	魏娜,杨灿,王晓珍	江苏社会科学	2020	22
15	15	论基因医疗信息对第三人的披露	王康	法学论坛	2011	20
16	16	对我国医疗卫生服务信息公开的建议	余瑶	中国医院管理	2006	19

续表

序号	被引频次排名	期刊论文篇名	作者	来源期刊刊名	发表年份	被引频次
17	17	医疗服务信息披露存在的问题及对策	张春梅,孙杨,方鹏骞	中华医院管理杂志	2010	17
18	18	公共需求视角下的我国突发公共卫生事件信息公开问题探析	赵润娣,黄雪凤	现代情报	2020	16
19	18	加、美突发公共卫生事件的信息管理与发布	毛群安,李杰,陈小申	国际新闻界	2005	16
20	20	病患个人医疗信息的保护与公开	杨登峰	北方法学	2017	15
21	20	澳大利亚三级公立医疗机构信息公开与透明探析	周巍,杨廉平,刘朝杰,张新平	中国卫生事业管理	2012	15
22	20	试论医患纠纷中的医疗信息公开问题	喻小勇,田侃	南京医科大学学报（社会科学版）	2010	15
23	23	突发性公共卫生事件应急管理中的政府信息公开研究	黄丽	理论观察	2018	14
24	24	浅议传染病疫情预警和信息发布机制	胡晓翔	南京医科大学学报（社会科学版）	2020	13
25	24	医疗信息披露视角下医患纠纷成因与对策分析	张晴晴,洪学智,张金,金今花	中国医药导报	2016	13
26	24	突发公共卫生事件中政府信息公开的必要性与对策建议	李彦	福建省社会主义学院学报	2013	13
27	24	医疗机构信息公开现状及对策研究	张录法,黄丞,谷华	情报科学	2006	13
28	24	人民的知情权与社会稳定	陈力丹	新闻知识	2003	13
29	29	医疗卫生信息公开研究主题识别与热点趋势分析	吕红	现代情报	2017	12

续表

序号	被引频次排名	期刊论文篇名	作者	来源期刊刊名	发表年份	被引频次
30	29	美国医院信息公开中的利益集团分析	蔡菲,张新平	中国卫生政策研究	2017	12
31	29	美国医疗服务绩效信息公开报告体系的循证研究及对我国的启示	王利军,罗五金,张小鹏,杨春艳,杨廉平	中国卫生政策研究	2015	12
32	29	关于公立医院改革中信息公开监管制度构建的探讨	孙海涛,刘洁	中国科技信息	2011	12
33	33	传染病疫情信息公布的义务主体分析	朱芒	行政法学研究	2020	11
34	33	突发公共卫生事件中信息公开共享的协同机制分析与优化	何文盛,李雅青	兰州大学学报（社会科学版）	2020	11
35	33	财务信息公开对公立医院的影响研究	郑大喜	中国卫生经济	2017	11
36	33	北京市公立医院对公众信息披露评价指标体系的构建	王钊,梁丽,韩优莉	中国医院管理	2013	11
37	33	基于公立医院使命管理信息公开评价体系研究	张佩佩,张丽军	中国医院管理	2012	11
38	33	医院信息公开制度建设的实践研究	王蕾,吴宇彤,王兴芝	中国现代医学杂志	2012	11
39	39	美国医院医疗服务信息公开的经验与启示	张春梅,李育梅,方鹏骞	中华医院管理杂志	2011	10
40	39	我国突发公共卫生事件信息公开的进展	林晖,孙瑛,王全意	中国初级卫生保健	2012	10
41	39	建立医疗信息公开制度的构想	林晶	医院管理论坛	2009	10
42	39	医院治理与财务信息公开	何倩	中国医院院长	2006	10

注：被引频次数据来源于CNKI平台，统计时间截至2021年12月8日。

从表 3-5 中各高被引期刊论文的研究主题看，目前医疗卫生信息公开研究领域高被引期刊论文主要集中在两大研究主题，分别是医疗卫生信息公开制度研究、突发公共卫生事件信息公开制度研究；前者共计 16 篇（占比 38.10%）高被引期刊论文，分别是序号 3、序号 4、序号 10、序号 11、序号 12、序号 15、序号 16、序号 17、序号 20、序号 21、序号 22、序号 25、序号 27、序号 29、序号 31、序号 41；后者共计 13 篇（占比 33.33%）期刊论文，分别是序号 1、序号 2、序号 8、序号 9、序号 14、序号 18、序号 19、序号 23、序号 24、序号 26、序号 28、序号 33、序号 34、序号 40。此外，还有占比 21.43%的 10 篇高被引期刊论文主要关注医疗卫生服务机构中医院的信息公开制度建设实践，占比 7.14%的 4 篇高被引期刊论文主要关注医院财务信息公开问题。医院信息公开制度建设实践研究主题包括的高被引期刊论文有序号 6、序号 7、序号 13、序号 30、序号 32、序号 36、序号 37、序号 38、序号 39。医院财务信息公开研究主题包括的高被引期刊论文有序号 5、序号 35、序号 42。可见，目前医疗卫生信息公开研究领域的研究热点及其发展趋势主要集中在两大研究主题：医疗卫生信息公开制度研究、突发公共卫生事件信息公开制度研究。医院作为重要的医疗卫生服务机构之一，其信息公开制度建设实践问题受到较多关注，同时医院信息公开中涉及的医院财务信息公开问题也有一定的关注度。

目前，医疗卫生信息公开研究领域的高被引期刊论文对于医疗卫生信息公开制度的研究主要集中在医疗卫生信息公开的必要性、内容范围指标、影响因素、应用模式等方面的探讨。表 3-5 中序号为 3 的期刊论文是《试论医疗服务市场失灵、信息披露及其管制》（被引频次为 38），该文基于对医疗行业自身经济特点及其导致市场失灵的分析，探讨了医疗卫生服务信息披露及其管制问题，并提出应建立完善的医疗卫生服务信息披露制度，加强对供方医疗行为与医疗信息披露的管制[34]。序号为 4 的期刊论文是《在线医疗社区用户健康隐私信息披露意愿的影响因素研究》（被引频次为 36），该文以隐私计算理论为框架，结合社会交换理论和信任理论，构建出虚拟健康社区用户健康信息披露意愿影响因素模型[35]。序号为 10 的期刊论文是《医疗信息公开与医疗服务监管的 DADS 模式》（被引频次为 28），该文探讨了"披露—分析—发布—惩罚"解决方案（DADS 模式）对完善医疗信息公开政策与加强医疗服务监管方面的作用[36]。序号为 11 的期刊论文是《论我国医疗信息公开政策与医疗服务监管》（被引频次为 26），该文指出卫生行政机构信息公开政策的实施与监管职能的实现是深化卫生管理体制改革、保障医疗卫生业务机构良性运作的根本举措，实施信息公开政策与强化医疗服务监管的理论依据一方面是医患之间的信息不对称，另一方面是医疗卫生服务业的弱可替代性[37]。序号为 12 的期刊论文是《医疗机构信息披露与服务质量关系研究》（被引频次为 24），该文指出网页中"医疗质量"出现的词频数与医院住院死亡率之间存在负相关关系，同时较好的信息披露可有效消除因死亡率高给医疗机构带来的负面效果，并提出应建立公立医院信息披露绩效评估体系[38]。序号为 15 的期刊论文是《论基因医疗信息对第三人的披露》（被引频次为 20），该文基于基因医疗信息的特殊性，探讨了基因医疗信息对第三人披露的正当性问题以及困境[39]。序号为 16 的期刊论文是《对我国医疗卫生服务信息公开的建议》（被引频次为 19），该文指出医患矛盾产生的核心原因在于医疗服务信息不对称，该问题的解决只能借助信息公开；同时，政府卫生行政机构职能的切实转变，以及医院服务的重新定位，都要求实现医疗服务的信息公开[40]。序号为 17 的期刊论文是《医疗服务信息披露存在的问题及对策》（被引频次为 17），该文提出改进医疗服务信息披露的政策建议包括[41]：明确监管主体、打破信息壁垒、构建信息平台、建立质量标准、加强中介监督、加强医疗保险机构信息披露管理。序号为 20 的期刊论文是《病患个人医疗信息的保护与公开》（被引频次为 15），该文指出病患个人医疗信息公开不同于医院资源信息公开和医疗服务价格信息公开，探讨了涉及个人隐私的病患个人医疗信息保护与公开问题[42]。序号为 21 的期刊论文是《澳大利亚三级公立医疗机构信息公开与透明探析》（被引频次为 15），该文指出信息公开内容是保障有效监管公立医院的基础，其主要涉及对社会公开、对服务对象公开、对内部职工公开三个层面内容[43]。序号为 22 的期刊论文是《试论医患纠纷中的医疗信息公开问题》（被引频次为 15），该文基于医疗信息不对称视角探讨了医疗信息公开问题，并从规范病历书写、健全医疗法制、强化机构管理三方面提出保障医疗信息公开以实现医患关系平等[44]。序号为 25 的期刊论文是《医疗信息披露视角下医患纠纷成因与对策分析》（被引频次为 13），该文基于医疗信息披露视角揭示医患纠纷成因[45]：医患之间信息不对称、医患双方利益不一致、医患双方道德风险并存、逆向选择导致医疗服务质量下降，并提出落实信息披露责任、建设医患互评披露平台、建构信息披露的导向性文化等对策建议。序号为27的期刊论文是《医疗机构信息公开现状及对策研究》（被引频次为13），该文探讨了医疗机构信息公开不及时的不良后果，并提出应建立、健全医疗机构信息公开制度，以及医院信息公开内容应包括医院的基本情况、医院的业务情况、药品价格公开、医疗收费公开、医疗质量公开、患者反馈信息公开[46]。序号为29的期刊论文是《医疗卫生信息公开研究主题识别与热点趋势分析》（被引频次为12），该文在医疗卫生信息公开研究领域主题结构及其热点趋势分析基础上，提出应加强对面向制度构建的医疗卫生信息公开与信息安全协同博弈问题、社会公众参与监督和民主管理的医疗卫生信息公开长效机制、医疗卫生信息公开绩效评价等研究内容的深入探讨（见本章的参考文献9）。序号为31的期刊论文是《美国医疗服务绩效信息公开报告体系的循证研究及对我国的启示》（被引频次为12），该文以医疗服务效果数据及信息收集系统、医疗保健提供者和消费者评估系统、纽约州心脏手术报告系统等实践项目为基础对医疗服务绩效信息公开报告体系展开分析，并提出应丰富医疗服务信息披露内容并改善医疗服务信息披露的效果、建立医疗服务绩效信息公开报告体系、增加医疗服务绩效信息的透明度并促进供需双方信息的利用三方面的建议[47]。序号为41的期刊论文是《建立医疗信息公开制度的构想》（被引频次为10），该文从减少患者就医的盲目性、增强医疗机构的服务意识、减少医疗纠纷三方面探讨了医疗信息公开的紧迫性和必要性，并提出基于医疗信息公开的内容、程序、方式、监督和评价体系的医疗信息公开制度架构[48]。医疗卫生信息公开是实现信息开放共享、信息增值利用的基础，而保障信息的开放共享与增值利用是医疗卫生信息公开实践的目的。因而，医疗卫生信息公开制度构建应注重对医疗卫生信息公开内容及其实践绩效的关注。

目前，医疗卫生信息公开研究领域的高被引期刊论文对于突发公共卫生事件信息公开制度的研究主要集中在面向突发公共卫生事件的信息发布原则、信息发布作用、信息发布机制、信息发布影响因素、信息传播模式等方面。表3-5中序号为1的期刊论文是《面向突发公共卫生事件的相关信息发布特征分析》（被引频次为47），该文分析了基于面向突发公共卫生事件的相关信息发布特征，并提出应从信息发布及时规范、信息推送精准高效、信息分级分类管理、信息沟通与传播机制等方面来改善面向突发公共卫生事件信息发布工作[49]。序号为 2 的期刊论文是《从"非典"谈突发公共卫生事件信息公开》（被引频次为 41），该文探讨了突发公共卫生事件信息公开的理论基础与法律实践，并指出卫生信息特别是重大疫情等突发公共卫生事件的信息应及时、准确、全面公开[50]。序号为 8 的期刊论文是《基于 KANO 模型的突发公共卫生事件信息公开的公众需求研究》（被引频次为 29），该文以突发公共卫生事件信息公开的公众需求类型划分为基础，分析公众需求视角下突发公共卫生事件信息公开的内容与方式，并提出突发公共卫生事件信息公开治理策略：实行信息公开分级分类管理，完善和规范疫情发布制度，构建信息公开公众需求与政府供给反馈机制，创新信息公开的新载体与新形式[51]。序号为 9 的期刊论文是《基于多元主体共在与信息即时公开的新冠肺炎疫情网络舆情的思考》（被引频次为 28），该文以重大突发公共卫生事件下网络舆情呈现特点为基础，分析了突发公共卫生事件信息即时公开的重要性，提出应增强权威信息发布的及时性和公开性，加大信息发布力度[52]。序号为 14 的期刊论文是《重大突发公共危机事件中政府信息发布对公众心理的影响》（被引频次为 22），该文基于政府信息质量的公众感知、公众媒体信息选择偏好、公众恐慌心理及抗疫信心三个维度探讨了重大突发公共危机事件中政府信息发布对公众心理的重要影响，指出了政府媒体在重大突发公共危机事件信息发布中的重要性[53]。序号为 18 的期刊论文是《公共需求视角下的我国突发公共卫生事件信息公开问题探析》（被引频次为 16），该文阐释了突发公共卫生事件信息公开及其相关概念内涵，分析了公共需求与突发公共卫生事件信息公开的关系，并从信息公开渠道问题、信息公开及时性方面、信息公开内容方面揭示了技术性层面公共需求视角下突发公共卫生事件信息公开存在的问题[54]。序号为 19 的期刊论文是《加、美突发公共卫生事件的信息管理与发布》（被引频次为 16），该文探讨了突发公共卫生事件下的应急体系构建、应急预案制订、信息发布主要原则、培训组织工作等问题[55]。序号为 23 的期刊论文是《突发性公共卫生事件应急管理中的政府信息公开研究》（被引频次为 14），该文指出政府信息公开是政府应对突发性公共卫生事件管理机制中的重要环节，并从制度层面、预防层面、信息发布渠道层面、信息交互层面等提出解决突发性公共卫生事件政府信息公开问题的对策[56]。序号为24的期刊论文是《浅议传染病疫情预警和信息发布机制》（被引频次为13），该文一方面从现行规定、信息披露主体、合法性问题三方面分析了传染病疫情信息、突发事件信息披露制度；另一方面从现行规定、预警主体、概念内涵三方面分析了传染病预警、突发公共卫生事件预警制度[57]。序号为26的期刊论文是《突发公共卫生事件中政府信息公开的必要性与对策建议》（被引频次为13），该文从有利于突发公共事件预测与预防、有利于提高突发公共事件管理效率、有利于防止谣言的传播三方面探讨了突发公共卫生事件中政府信息公开的必要性，并提出强化信息公开意识、完善法规、构建相关配套措施等建议[58]。序号为28的期刊论文是《人民的知情权与社会稳定》（被引频次为13），该文探讨了利用传媒及时地进行疫情信息公开的重要作用[59]。序号为33的期刊论文是《传染病疫情信息公布的义务主体分析》（被引频次为11），该文分析了《中华人民共和国传染病防治法》（本书中简称为《防治法》）第38条中设置的两款内容并行适用的疫情信息公布义务，前者是国务院卫生行政部门定期公布全国传染病疫情信息（常规公布制度），后者是传染病暴发、流行时，国务院卫生行政部门负责向社会公布传染病疫情信息（特定公布制度）[60]。序号为34的期刊论文是《突发公共卫生事件中信息公开共享的协同机制分析与优化》（被引频次为11），该文探讨了重大突发公共卫生事件信息的公开方式、共享机制与传播模式，并基于协同治理理论提出突发公共卫生事件中优化信息公开共享机制的对策建议[61]。序号为40的期刊论文是《我国突发公共卫生事件信息公开的进展》（被引频次为10），该文通过疾病预防控制信息系统、公共卫生事件信息发布制度以及会商制度、电话咨询系统和疫情预警系统等工具探讨了突发公共卫生事件信息透明化的措施，并提出完善公共卫生信息系统、提高知情权意识、完善动力机制、顺应信息时代潮流等建议[62]。构建高效运行的信息公开机制既是应对突发公共卫生事件的重要前提和保障，也是应对突发公共卫生事件应急管理的必然要求。

目前，医疗卫生信息公开研究领域的高被引期刊论文对于医院信息公开制度建设的研究主要集中在医院信息公开的动力机制、主体构成、内容体系、渠道方式、制度体系建设等方面。表3-5中序号为6的期刊论文是《关于建立我国公立医院信息披露制度的探讨》（被引频次为30），该文指出建立公立医院信息披露制度的必要性体现在解决信息不对称、构建和谐医患关系、公立医院履行社会责任三方面，并从强制信息披露、自愿信息披露、中介机构补充披露三方面构建了公立医院信息披露制度基本框架[63]。序号为7的期刊论文是《我国医院信息公开存在的问题及对策分析》（被引频次为30），该文探讨了医院信息公开的理论基础、要素构成、方式选择、价值意义四方面内容，并针对医院信息公开存在的问题从医院信息公开的制度运行与过程模式两方面提出相应建议[64]。序号为13的期刊论文是《信息不对称下公立医院信息公开模式的探讨》（被引频次为24），该文从医院信息公开的作用认知、制度化保障与监督管理机制、内容及其更新、呈现方式、工作程序、法律法规等方面分析了公立医院信息公开存在的问题，并提出了信息不对称下的公立医院信息公开实施模式[65]。序号为30的期刊论文是《美国医院信息公开中的利益集团分析》（被引频次为12），该文探讨了医院信息公开中的五方利益主体：决策者、雇主/购买者、健康保险公司、医院、消费者，并指出各利益主体应相互协作共同推进医院信息公开工作[66]。序号为32的期刊论文是《关于公立医院改革中信息公开监管制度构建的探讨》（被引频次为12），该文提出建立公立医院信息公开监管制度的四项建议：实施医药信息公开政策以解决医患之间的信息不对称、完善医疗卫生服务信息系统以解决医疗卫生服务信息化建设滞后、建立医疗服务电子监管系统以解决医疗卫生服务监管手段不足、建立医疗服务监管信息发布制度以强化政府对医疗服务市场的监管定位与监管职责[67]。序号为36的期刊论文是《北京市公立医院对公众信息披露评价指标体系的构建》（被引频次为11），该文从临床医疗信息、运营管理信息和其他信息三方面出发构建了公立医院对公众信息披露评价指标体系，并指出临床医疗信息较运营管理信息和其他信息的重要性高、可操作性强[68]。序号为37的期刊论文是《基于公立医院使命管理信息公开评价体系研究》（被引频次为11），该文侧重从基于公立医院使命管理的角度来构建信息公开评价体系，并重点从信息公开内容质量、信息公开模式、信息公开系统质量三方面探讨了该评价体系[69]。序号为38的期刊论文是《医院信息公开制度建设的实践研究》（被引频次为11），该文探讨了医院信息公开制度建设的法学理论基础、经济学理论基础和伦理学基础，并提出从医院信息公开主体制度、医院信息公开内容制度、医院信息公开行为制度、医院信息公开监督制度、医院信息公开配套制度五方面来构建医院信息公开制度[70]。序号为 39 的期刊论文是《美国医院医疗服务信息公开的经验与启示》（被引频次为 10），该文指出医疗服务信息公开是提高医疗服务提供者责任心、促进医疗质量改进的重要手段，并探讨了医院信息公开的原动力、主体及内容、形式、配套制度，还分析了医院信息公开对医疗质量、医师、消费者、购买者、媒体的影响[71]。在医疗体制改革推进下，医疗卫生服务机构与服务对象关系也不断改善，医疗卫生服务对象对接受医疗卫生服务相关信息的公开需求越发强烈，体现出加强医疗卫生服务信息公开建设具有重要性、必要性和紧迫性。为更好地推进医院信息公开工作，医院应构建具有实质性的医疗卫生服务信息公开内容体系及其保障体系。

目前，医疗卫生信息公开研究领域的高被引期刊论文对于医院财务信息公开方面的研究主要集中在对医院财务信息公开的作用分析、内容建设等方面。表 3-5 中序号为 5 的期刊论文是《公立医院接受捐赠内部控制、账务处理与信息披露》（被引频次为 36），该文探讨了公立医院接受捐赠的财务信息披露及其作用[72]。序号为 35 的期刊论文是《财务信息公开对公立医院的影响研究》（被引频次为 11），该文探讨了财务信息公开对公立医院运营管理、透明度和成本补偿的影响，并指出推进医院财务信息公开工作既可强化公立医院的内部控制，又可加强公立医院外部监督[73]。序号为 42 的期刊论文是《医院治理与财务信息公开》（被引频次为 10），该文提出信息透明度是使治理机制能充分发挥其功效的重要监督功能之一，探讨了医院财务信息公开的内容问题[74]。医院财务信息公开属于医院信息公开体系的组成内容。医院财务信息公开是实现医院内、外部有效监督管理的重要渠道之一，应加强医院财务信息公开制度建设。

[参考文献]

[1] 中华人民共和国政府信息公开条例（中华人民共和国国务院令第 711 号）[EB/OL]. [2021-10-19]. http://www.gov.cn/zhengce/content/2019-04/15/content_5382991.htm?tdsourcetag=s_pcqq_aiomsg.

[2] 保障人民群众依法获取政府信息——政府信息公开条例解读[EB/OL]. [2021-

10-19]. http://www.gov.cn/zhengce/2019-04/15/content_5383134.htm.

[3] 医疗卫生机构信息公开管理办法政策解读[EB/OL].[2022-01-06].http://www.gov.cn/zhengce/2022-01/05/content_5666491.htm.

[4] 国务院办公厅关于印发《公共企事业单位信息公开规定制定办法》的通知（国办发〔2020〕50号）[EB/OL].[2022-01-06]. http://www.gov.cn/zhengce/content/2020-12/21/content_5571847.htm.

[5] 关于印发医疗卫生机构信息公开管理办法的通知（国卫办发〔2021〕43号）[EB/OL].[2022-01-06]. http://www.gov.cn/zhengce/zhengceku/2022-01/05/content_5666487.htm.

[6] 宋烁.政府数据开放是升级版的政府信息公开吗？——基于制度框架的比较[J].环球法律评论,2021,43(5):52-66.

[7] 程琥.党政机构合并合署改革的行政法回应[J].治理研究,2021,37(5):118-128.

[8] 白现军.公民参与公共政策执行的政治逻辑与实现路径[J].理论导刊,2016(9):22-25.

[9] 吕红.医疗卫生信息公开研究主题识别与热点趋势分析[J].现代情报,2017,37(2):112-118.

[10] 郭春侠,叶继元.基于共词分析的国外图书情报学研究热点[J].图书情报工作,2011,55(20):19-22.

[11] 吕红.基于计量分析的国内图书馆评价研究动向研判[J].现代情报,2016,36(8):125-130.

[12] 李纲,吴瑞.国内近十年竞争情报领域研究热点分析——基于共词分析[J].情报科学,2011,29(9):1289-1293.

[13] 邱均平,楼雯.近二十年索引学发展演进与研究热点探析[J].图书馆杂志,2012,31(12):12-17,112.

[14] 储节旺,郭春侠.共词分析法的基本原理及EXCEL实现[J].情报科学,2011(6):931-934.

[15] VAN ECK N J, WALTMAN L. Software survey: VOSviewer, a computer program for bibliometric mapping [J]. Scientometrics, 2010, 84 (2): 523-538.

[16] VAN ECK N J, WALTMAN L. How to normalize cooccurrence data? An analysis

of some well-known similarity measures [J]. Journal of the American Society for Information Science and Technology, 2009, 60 (8): 1635-1651.

[17] 徐渊洪, 朱亮真. 信息不对称下医患信任的重构 [J]. 中华医院管理杂志, 2004 (3): 44-46.

[18] 吴传毅. 政府疫情防控策略: 判断和决策、防控预案、信息公开 [J]. 领导科学, 2020 (8): 14-15.

[19] 苗小雪, 王林智, 罗刚. 新冠肺炎疫情中个人信息公开问题的探讨——基于密切接触者的界定 [J]. 中国卫生事业管理, 2022, 39 (2): 120-122, 127.

[20] 蒋丽华. 新冠肺炎疫情防控中个人信息的公开与保护 [J]. 征信, 2020, 38 (9): 41-47.

[21] 杨婕. 试论公立医院社会责任会计信息披露的动因 [J]. 新西部 (理论版), 2013 (24): 66, 69.

[22] 吴琼. 公立医院社会责任会计信息披露分析 [J]. 财会学习, 2018 (31): 132.

[23] 王洪英. 公立医院社会责任会计信息披露研究——基于代理理论视角 [J]. 财会通讯, 2014 (13): 23-25.

[24] 谭雯, 阳秋林. 论公立医院推行社会责任会计 [J]. 湖南科技学院学报, 2011, 32 (10): 118-120.

[25] 谭雯, 阳秋林. 公立医院社会责任会计信息披露评价指标探析 [J]. 湖南科技学院学报, 2014 (7): 107-108.

[26] 郑大喜. 公立医院财务信息公开必要性的经济学分析 [J]. 现代医院管理, 2018, 16 (2): 65-68.

[27] 任喜荣, 樊英. 突发事件信息机制碎片化的多元整合 [J]. 广西社会科学, 2021 (4): 114-120.

[28] 徐青松, 段炼. 论突发公共卫生事件信息公开 [J]. 现代预防医学, 2009 (11): 2060-2061, 2063.

[29] 张爱军. 重大突发公共卫生事件信息的传播特点与治理策略 [J]. 探索, 2020 (4): 169-181.

[30] 杨雯, 崔冬. 突发公共卫生事件中的政府信息公开问题及其破解 [J]. 中

国应急管理科学，2020（12）：55-65.

[31] 肖诗依，文庭孝，朱红灿. 突发公共卫生事件信息公开融合关键要素研究：供需适配性视角[J]. 情报理论与实践，2022，45（9）：75-82.

[32] 蒋收获，贾晖，杨彦敏，等. 卫生行政许可类政府信息依申请公开申请人行为特征分析[J]. 医学与社会，2015，28（6）：80-83.

[33] 莫富传，娄策群. 高被引论文应用于研究热点识别的理论依据与路径探索[J]. 情报理论与实践，2019，42（4）：59-63，35.

[34] 郑大喜. 试论医疗服务市场失灵、信息披露及其管制[J]. 中国卫生质量管理，2003（4）：30-32.

[35] 王瑜超. 在线医疗社区用户健康隐私信息披露意愿的影响因素研究[J]. 信息资源管理学报，2018，8（1）：93-103，113.

[36] 王永莲，杨善发. 医疗信息公开与医疗服务监管的DADS模式[J]. 卫生软科学，2005（4）：244-246.

[37] 杨善发，王永莲. 论我国医疗信息公开政策与医疗服务监管[J]. 中国农村卫生事业管理，2005（3）：3-5.

[38] 马骋宇. 医疗机构信息披露与服务质量关系研究[J]. 中国医院管理，2015，35（6）：24-26.

[39] 王康. 论基因医疗信息对第三人的披露[J]. 法学论坛，2011，26（5）：33-39.

[40] 余瑶. 对我国医疗卫生服务信息公开的建议[J]. 中国医院管理，2006（6）：7-10.

[41] 张春梅，孙杨，方鹏骞. 医疗服务信息披露存在的问题及对策[J]. 中华医院管理杂志，2010（9）：712-714.

[42] 杨登峰. 病患个人医疗信息的保护与公开——以《政府信息公开条例》"参照"条款和个人隐私条款为路径[J]. 北方法学，2017，11（4）：121-131.

[43] 周巍，杨廉平，刘朝杰，等. 澳大利亚三级公立医疗机构信息公开与透明探析[J]. 中国卫生事业管理，2012，29（12）：891-893.

[44] 喻小勇，田侃. 试论医患纠纷中的医疗信息公开问题[J]. 南京医科大学学报（社会科学版），2010，10（2）：108-111.

[45] 张晴晴，洪学智，张金，等. 医疗信息披露视角下医患纠纷成因与对策分

析 [J]. 中国医药导报, 2016, 13 (14): 162-165.

[46] 张录法, 黄丞, 谷华. 医疗机构信息公开现状及对策研究 [J]. 情报科学, 2006 (2): 275-278.

[47] 王利军, 罗五金, 张小鹏, 等. 美国医疗服务绩效信息公开报告体系的循证研究及对我国的启示 [J]. 中国卫生政策研究, 2015, 8 (1): 64-68.

[48] 林晶. 建立医疗信息公开制度的构想 [J]. 医院管理论坛, 2009, 26 (2): 51-53.

[49] 李月琳, 王姗姗. 面向突发公共卫生事件的相关信息发布特征分析 [J]. 图书与情报, 2020 (1): 27-33, 50.

[50] 曹丽萍. 从"非典"谈突发公共卫生事件信息公开 [J]. 中国公共卫生, 2003 (7): 5-6.

[51] 韩玮, 陈樱花, 陈安. 基于KANO模型的突发公共卫生事件信息公开的公众需求研究 [J]. 情报理论与实践, 2020, 43 (5): 9-16.

[52] 赵耀, 王建新. 基于多元主体共在与信息即时公开的新冠肺炎疫情网络舆情的思考 [J]. 中国矿业大学学报 (社会科学版), 2020, 22 (2): 88-100.

[53] 魏娜, 杨灿, 王晓珍. 重大突发公共危机事件中政府信息发布对公众心理的影响——基于COVID-19疫情的数据分析 [J]. 江苏社会科学, 2020 (3): 10-22, 241.

[54] 赵润娣, 黄雪凤. 公共需求视角下的我国突发公共卫生事件信息公开问题探析 [J]. 现代情报, 2020, 40 (6): 27-37.

[55] 毛群安, 李杰, 陈小申. 加、美突发公共卫生事件的信息管理与发布 [J]. 国际新闻界, 2005 (5): 24-26.

[56] 黄丽. 突发性公共卫生事件应急管理中的政府信息公开研究——以潮州市登革热事件为例 [J]. 理论观察, 2018 (12): 107-110.

[57] 胡晓翔. 浅议传染病疫情预警和信息发布机制 [J]. 南京医科大学学报 (社会科学版), 2020, 20 (1): 1-4.

[58] 李彦. 突发公共卫生事件中政府信息公开的必要性与对策建议 [J]. 福建省社会主义学院学报, 2013 (1): 94-96.

[59] 陈力丹. 人民的知情权与社会稳定——由非典疫情的信息披露说开去 [J]. 新闻知识, 2003 (7): 16-17.

[60] 朱芒. 传染病疫情信息公布的义务主体分析——以《传染病防治法》第38条为对象 [J]. 行政法学研究, 2020 (3): 48-57.

[61] 何文盛, 李雅青. 突发公共卫生事件中信息公开共享的协同机制分析与优化 [J]. 兰州大学学报（社会科学版）, 2020, 48 (2): 12-24.

[62] 林晖, 孙瑛, 王全意. 我国突发公共卫生事件信息公开的进展 [J]. 中国初级卫生保健, 2012, 26 (5): 1-3.

[63] 袁建国, 白平. 关于建立我国公立医院信息披露制度的探讨 [J]. 中国医院管理, 2011, 31 (9): 8-9.

[64] 张彬, 杨善发. 我国医院信息公开存在的问题及对策分析 [J]. 中国医院管理, 2008 (1): 51-53.

[65] 陆晓露, 徐渊洪, 程之红, 等. 信息不对称下公立医院信息公开模式的探讨 [J]. 中国医院管理, 2012, 32 (7): 10-12.

[66] 蔡菲, 张新平. 美国医院信息公开中的利益集团分析 [J]. 中国卫生政策研究, 2017, 10 (2): 32-36.

[67] 孙海涛, 刘洁. 关于公立医院改革中信息公开监管制度构建的探讨 [J]. 中国科技信息, 2011 (3): 136-138.

[68] 王钊, 梁丽, 韩优莉. 北京市公立医院对公众信息披露评价指标体系的构建 [J]. 中国医院管理, 2013, 33 (10): 7-9.

[69] 张佩佩, 张丽军. 基于公立医院使命管理信息公开评价体系研究 [J]. 中国医院管理, 2012, 32 (2): 27-28.

[70] 王蕾, 吴宇彤, 王兴芝. 医院信息公开制度建设的实践研究 [J]. 中国现代医学杂志, 2012, 22 (25): 105-107.

[71] 张春梅, 李育梅, 方鹏骞. 美国医院医疗服务信息公开的经验与启示 [J]. 中华医院管理杂志, 2011 (3): 238-240.

[72] 郑大喜. 公立医院接受捐赠内部控制、账务处理与信息披露 [J]. 现代医院管理, 2018, 16 (3): 69-73.

[73] 郑大喜. 财务信息公开对公立医院的影响研究 [J]. 中国卫生经济, 2017, 36 (2): 82-86.

[74] 何倩. 医院治理与财务信息公开 [J]. 中国医院院长, 2006 (10): 72-75.

第4章

医疗卫生信息公开网站建设与优化研究

互联网网站是目前进行信息汇集与信息传输的主要平台之一。随着互联网的广泛应用，医疗行业认识到利用互联网改善医疗服务质量的益处[1]。医疗卫生服务机构使用互联网网站和网页开展医疗卫生服务越发增多。网站成为医疗机构和公众接触的桥梁，公众可以从网站认识、了解医疗机构[2]。在网络环境下，大多数医疗卫生机构都选择建立其门户网站来实现医疗卫生机构与利益主体间的信息交流。

4.1 医疗卫生信息公开网站建设现状调查

官方门户网站是信息公开的主要平台[3]。通过调研医疗卫生服务机构信息公开网站建设情况，可以较为客观地把握目前医疗卫生服务机构信息公开的实践状况，进而提出相应改进对策。医院网站是医院信息公开的一个重要平台和媒介，它可能是医院的名片与医院营销的自媒体，也可能是医疗服务的提供平台[4]。考虑到医院作为医疗卫生机构的代表，以及医院门户网站建设相对较好，本节仅以医院为例，对医院信息公开网站建设现状进行调研分析与评价。

4.1.1 调研平台确定及其调研内容说明

广州艾力彼信息科技有限公司艾力彼医院管理研究中心（本书中简称为艾力彼 GAHA），是一家以大数据为基础的独立第三方医院评价机构[5]。考虑到卫生信息化与卫生信息公开两者的关系[6]，本小节选择艾力彼 GAHA 智慧医院 HIC500 强（2020 届）排行榜结果为参考依据[7-9]，并对该排行榜中的前 100 强医院信息公开网站平台建设情况进行网络调研分析。

以艾力彼 GAHA 智慧医院 HIC500 强（2020 届）排行榜中综合排名在前 100 的医院网站平台为调研对象，并根据研究目标需要，设计调研的主要内容包括有无专门建设医院信息公开网站平台、医院信息公开网站平台公开的主要内容、是否明确有医院信息公开监督投诉渠道三方面。在有无专门建设医院信息公开网站平台下设五个类目，分别为：①有；②有医院信息公开网站（仅有相关目录链接），以下简称为有（仅有相关目录链接）；③有医院信息公开网站（仅有相关新闻列表），以下简称为有（仅有相关新闻列表）；④有医院院务公开网站，以下简称为有（院务公开）；⑤没有。前四个类目的说明情况如下：①有是指医院官方网站平台导航栏中明确设有"信息公开"的一级专门链接栏目，且点击进入相应信息公开栏目页面明确设置有至少三个实质性二级栏目，且相应栏目有对应信息内容呈现。②有（仅有相关目录链接）主要包含两种情况：一是指医院官方网站平台导航栏中未明确设有"信息公开"的一级专门链接栏目，而是存在于网站其他一级链接栏目之下的二级链接栏目，且点击进入相应信息公开栏目页面中明确设置有至少两个实质性三级栏目且相应栏目有对应信息内容呈现；二是指医院官方网站平台导航栏中明确设有"信息公开"的一级专门链接栏目，但点击进入相应信息公开栏目页面中明确设置实质性二级栏目不足三个或直接显示相应信息内容列表。③有（仅有相关新闻列表）是指医院官方网站平台导航栏中未明确设有"信息公开"的一级专门链接栏目，而是存在于网站其他一级专门链接栏目之下的二级链接栏目，且点击进入相应信息公开栏目页面后无明确设置实质性三级栏目或直接显示相应信息内容列表。④有（院务公开）主要包含两种情况：一是指医院官方网站平台导航栏中明确设有"院务公开"的一级专门链接栏目，且点击进入相应院务公开栏目页面明确设置有至少两个实质性二级栏目且相应栏目有对应信息内容呈现；二是医院官方网站平台导航栏中未明确设有"院务公开"的一级专门链接栏目，而是存在于网站其他一级专门链接栏目之下的二级链接栏目，且点击进入相应院务公开栏目页面明确设置有至少两个实质性三级栏目且相应栏目有对应信息内容呈现。

4.1.2 调研结果分析与评价

根据调研平台确定情况及调研内容说明开展网站内容调研工作，网站调研时间段：2022-03-19 至 2022-04-13。艾力彼 GAHA 智慧医院 HIC100 强（2020 届）医院信息公开网站建设情况调研结果见表4-1。表4-1 主要揭示了100 家调研对象有无专门的信息公开网站，以及医院信息公开网站中有无信息公开监督投诉渠道。

表 4-1 艾力彼 GAHA 智慧医院 HIC100 强（2020 届）医院信息公开网站调研结果

综合排名	医院名称	有无专门的信息公开网站	有无信息公开监督投诉渠道
1	广州市妇女儿童医疗中心	有（院务公开）	无
2	中国医科大学附属盛京医院	无	无
3	上海交通大学医学院附属瑞金医院	有（院务公开）	无
4	中国医学科学院阜外医院	有（院务公开）	无
5	北京大学第三医院	有（院务公开）	无
6	厦门大学附属第一医院	有（仅有相关目录链接）	无
7	上海市儿童医院	无	无
8	浙江大学医学院附属邵逸夫医院	有（仅有相关目录链接）	有
9	中国科学技术大学附属第一医院（安徽省立医院）	有（院务公开）	无
10	北京大学深圳医院	无	无
11	首都医科大学宣武医院	有	无
12	上海中医药大学附属龙华医院	无	无
13	青岛大学附属医院	有	无
14	南京鼓楼医院	有（院务公开）	无
15	北京大学人民医院	无	无
16	新疆维吾尔自治区人民医院	无	无

续表

综合排名	医院名称	有无专门的信息公开网站	有无信息公开监督投诉渠道
17	首都医科大学附属北京天坛医院	有	无
18	南昌大学第一附属医院	有（仅有相关目录链接）	无
19	河南省人民医院	无	无
20	复旦大学附属儿科医院	无	无
21	天津泰达国际心血管病医院	无	无
22	江苏省苏北人民医院	无	无
23	大连大学附属中山医院	有（院务公开）	无
24	鄂东医疗集团黄石市中心医院	无	无
25	温州医科大学附属第一医院	有	无
26	浙江大学医学院附属第二医院	无	无
27	河北省人民医院	有（院务公开）	无
28	宁波市鄞州区第二医院	无	无
29	天津市宁河区医院	无	无
30	安徽医科大学第一附属医院	有	无
31	郑州大学第一附属医院	有（院务公开）	无
32	中南大学湘雅医院	无	无
33	浙江大学附属第一医院	无	无
34	复旦大学附属中山医院	有（仅有相关目录链接）	无
35	烟台毓璜顶医院	有（院务公开）	无
36	无锡市第二人民医院	有（院务公开）	无
37	四川大学华西医院	无	无
38	上海交通大学医学院附属上海儿童医学中心	无	无
39	中国医科大学附属第一医院	无	无
40	新疆医科大学第一附属医院	无	无
41	国药同煤总医院	无	无
42	深圳市人民医院	无	无
43	浙江省台州医院	有（院务公开）	无
44	上海市第七人民医院	无	无

续表

综合排名	医院名称	有无专门的信息公开网站	有无信息公开监督投诉渠道
45	北京协和医院	无	无
46	江苏省人民医院	有（院务公开）	无
47	上海市第六人民医院	无	无
48	北京清华长庚医院	有（院务公开）	无
49	厦门大学附属中山医院	有（院务公开）	无
50	首都医科大学附属北京友谊医院	有（院务公开）	无
51	河南省儿童医院	有（院务公开）	无
52	首都儿科研究所附属儿童医院	无	无
53	昆明市儿童医院	无	无
54	江阴市人民医院	无	无
55	喀什地区第二人民医院	无	无
56	克拉玛依市中心医院	有（院务公开）	无
57	广州医科大学附属第二医院	有（仅有相关新闻列表）	无
58	中国中医科学院广安门医院	无	无
59	南京医科大学附属儿童医院	无	无
60	乌海市人民医院	无	无
61	北京大学口腔医院	无	无
62	新疆医科大学附属肿瘤医院	无	无
63	深圳市第二人民医院	有	无
64	连云港市第一人民医院	有（院务公开）	无
65	杭州市第一人民医院	有（院务公开）	无
66	石河子市人民医院	无	无
67	深圳市中医院	无	无
68	山东第一医科大学第一附属医院	有	无
69	建德市第一人民医院	无	无
70	暨南大学附属第一医院	无	无
71	南方医科大学南方医院	无	无
72	上海中医药大学附属岳阳中西医结合医院	无	无
73	福建医科大学附属第一医院	有（院务公开）	无

续表

综合排名	医院名称	有无专门的信息公开网站	有无信息公开监督投诉渠道
74	广东省人民医院	无	无
75	福建省立医院	有（院务公开）	无
76	山东省立医院	有（院务公开）	无
77	上海交通大学医学院附属仁济医院	无	无
78	平阴县人民医院	无	无
79	苏州大学附属第一医院	有（院务公开）	无
80	淮安市第一人民医院	有（院务公开）	无
81	北京医院	有（院务公开）	无
82	西安长安医院	有（院务公开）	无
83	珠海市人民医院	有（院务公开）	无
84	济宁医学院附属医院	有	无
85	华中科技大学同济医学院附属同济医院	无	无
86	复旦大学附属肿瘤医院	有（院务公开）	无
87	中日友好医院	无	无
88	北京大学肿瘤医院	有（院务公开）	无
89	中山大学附属第一医院	有（院务公开）	无
90	上海市杨浦区中心医院	有（院务公开）	无
91	厦门市第五医院	无	无
92	滨州医学院附属医院	有	有
93	山西医科大学第一医院	无	无
94	上海交通大学医学院附属新华医院	有（院务公开）	无
95	四川大学华西第二医院	有	无
96	上海市同仁医院	有（院务公开）	无
97	包头市中心医院	无	无
98	上海市徐汇区大华医院	无	无
99	天门市第一人民医院	无	无
100	北大医疗鲁中医院	有（院务公开）	无

注：表中"综合排名"数据来源于艾力彼 GAHA 智慧医院 HIC500 强（2020 届）排行榜，详见 https://www.ailibi.com/web/rank。

（1）医院信息公开网站调研分类情况

进一步对表4-1按照有无专门的医院信息公开网站建设情况进行数据分类汇总，得到相应的医院信息公开网站建设情况分类表，见表4-2。

表4-2 艾力彼GAHA智慧医院HIC100强（2020届）医院信息公开网站分类表

序号	有无医院信息公开网站的调研分类	数量（个）	占比（%）
1	有	10	10.00
2	有（仅有相关目录链接）	4	4.00
3	有（仅有相关新闻列表）	1	1.00
4	有（院务公开）	35	35.00
5	没有	50	50.00

注：网站调研时间为2022-03-19至2022-04-13。

医院院务公开仅是医院信息公开的一个子集[10]。从医院院务公开与医院信息公开两者的关系看，医院院务公开可视为"狭义"层面的医院信息公开。因此，这里将"医院院务公开网站"建设情况纳入"医院信息公开网站"中。表4-2显示，从艾力彼GAHA智慧医院HIC100强（2020届）信息公开网站建设调研情况看，建设有"医院信息公开网站"的占比为50.00%。其中，建设有医院信息公开网站的医院数量为10个，占比10.00%，分别是首都医科大学宣武医院、青岛大学附属医院、首都医科大学附属北京天坛医院、温州医科大学附属第一医院、安徽医科大学第一附属医院、深圳市第二人民医院、山东第一医科大学第一附属医院、济宁医学院附属医院、滨州医学院附属医院、四川大学华西第二医院；有医院信息公开网站（仅有相关目录链接）的医院数量为4个，占比4.00%，分别是厦门大学附属第一医院、浙江大学医学院附属邵逸夫医院、南昌大学第一附属医院、复旦大学附属中山医院；有医院信息公开网站（仅有相关新闻列表）的医院数量为1个，占比1.00%，为广州医科大学附属第二医院；有医院院务公开网站的医院数量为35个，占比35.00%，分别是广州市妇女儿童医疗中心、上海交通大学医学院附属瑞金医院、中国医学科学院阜外医院、北京大学第三医院、中国科学技术大学附属第一医院（安徽省立医院）、南京鼓楼医院、大连大学附属中山医院、河北省人民医院、郑州大学第一附属医院、烟台毓璜顶医院、无锡市第二人民医院、浙江省台州医院、江苏省人民医院、北京清华长庚医院、厦门大学附属中山医院、首都医科大学附属北京友谊医院、河南省儿童医院、克拉玛依市中心医院、连云港市第一人民医院、杭州市第一人民医院、福建医科大学附属第一医院、福建省立医院、山东省立医院、苏州大学附属第一医院、淮安市第一人民医院、北京医院、西安长安医院、珠海市人民医院、复旦大学附属肿瘤医院、北京大学肿瘤医院、中山大学附属第一医院、上海市杨浦区中心医院、上海交通大学医学院附属新华医院、上海市同仁医院、北大医疗鲁中医院。基于调研的数据显示，目前医院信息公开网站仍在以医院院务公开网站建设为主，且医院信息公开网站建设推进情况不容乐观，表现为表4-1调研数据中50%的医院官方网站并未建设相应的"医院信息公开网站"平台。

（2）基于医院信息公开网站的监督投诉渠道分析

医院信息公开监督投诉渠道是指专门为医院信息公开工作设置的监督投诉与举报途径，而非医院日常监督投诉等途径。调研发现，表4-1中的100家调研对象，通过"医院信息公开网站"明确医院信息公开监督投诉渠道的医院仅2家，占比2.00%，分别是浙江大学医学院附属邵逸夫医院、滨州医学院附属医院。可见，从医院信息公开网站建设视角看，目前需加大有关医院信息公开监督投诉等方面的制度建设：一方面，可通过设置医院信息公开意见箱，广泛收集多方利益主体的相关建议；另一方面，可通过制订医院信息公开监督投诉管理规定等制度方案，向利益主体明确医院信息公开监督投诉渠道。

（3）医院信息公开网站内容分析

医院信息公开网站平台公开的主要内容根据网站平台中医院信息公开栏目或医院院务公开栏目所公开的内容来确定。将表4-1中100家调研对象中建设有"医院信息公开网站"的50家医院信息公开网站平台公开内容进行分类分析，并对同义公开内容进行归类与合并处理，如"预算公开""预算公开""决算公开""财务预决算"等归类合并为"财务公开"；"医保服务""医保管理""医保政策"等归类合并为"医保服务"。经处理后发现，50家医院信息公开网站平台共涉及40个公开内容，其出现总频次合计为187，出现频次最高的前三个公开内容为行风投诉、财务公开、机构信息。表4-3是目前医院信息公开网站平台主要的公开内容频次分布情况。

表4-3 医院信息公开网站平台主要的公开内容频次分布情况（累计总占比=83.42%）

序号	医院信息公开网站平台涉及的公开内容	出现频次	占比（%）
1	行风投诉	34	18.18
2	财务公开	18	9.63
3	机构信息	16	8.56
4	医疗价格	16	8.56
5	就诊须知	15	8.02
6	机构人员	10	5.35
7	医保服务	8	4.28
8	设备技术	7	3.74
9	诊疗服务	7	3.74
10	便民服务	6	3.21
11	交通导引	6	3.21
12	住院须知	5	2.67
13	监督保障	4	2.14
14	招标采购	4	2.14
	合计	156	83.42

表4-3显示，行风投诉、财务公开、机构信息、医疗价格、就诊须知、机构人员、医保服务、设备技术、诊疗服务、便民服务、交通导引、住院须知、监督保障、招标采购共计14个公开内容占比达到目前医院信息公开网站公开内容总出现频次的83.42%。同时，占目前医院信息公开网站公开内容总出现频次5.00%以上的公开内容共6个，分别是行风投诉内容（出现频次为34，占总频次18.18%）、财务公开内容（出现频次为18，占总频次9.63%）、机构信息内容（出现频次为16，占总频次8.56%）、医疗价格内容（出现频次为16，占总频次8.56%）、就诊须知内容（出现频次为15，占总频次8.02%）、机构人员内容（出现频次为10，占总频次5.35%）。可见，目前医院信息公开网站平台的公开内容主要为行风投诉、财务公开、机构信息、医疗价格、就诊须知、机构人员等。

4.2 医疗卫生信息公开网站建设的必要性与可行性分析

4.2.1 医疗卫生信息公开网站建设的必要性分析

基于医疗卫生机构门户网站建设相应的医疗卫生机构信息公开网站平台是开展医疗卫生信息公开服务的重要途径。为进一步提高医疗卫生机构信息公开的服务质量和绩效水平，推动医疗卫生机构信息公开网站平台建设工作迫在眉睫。医疗卫生机构信息公开网站平台作为医疗卫生机构信息公开工作的首要平台和第一门户，对于医疗卫生机构信息公开实践工作的开展实施与深化拓展具有非常重要的意义。医疗卫生机构信息公开网站平台为医疗卫生机构信息公开服务的理论研究和应用实践提供重要分析窗口。伴随着信息公开工作的深入推进，以及医疗卫生信息化工作与医疗卫生管理工作的深度融合，如何基于医疗卫生机构信息公开网站平台开展医疗卫生信息公开服务与公共卫生信息服务是当前亟须研究与探讨的问题，这也是医疗卫生机构积极响应信息公开制度规定、加快医疗卫生信息资源整合，实现优质医疗卫生信息资源的合理布局，积极打造"透明化、智慧化、规范化"医疗卫生机构所面临的重要问题。因此，医疗卫生机构信息公开网站平台建设的必要性主要表现为以下三个方面。

（1）打造"透明化、智慧化、规范化"医疗卫生机构的需要

医疗卫生机构信息公开网站平台建设对于医疗卫生信息服务水平的提升具有重要推动作用。"透明化"医疗卫生机构建设就是要通过医疗卫生机构信息公开工作来实现医疗卫生机构院务信息更透明、医疗卫生服务价格信息更透明、医疗卫生领域招标采购信息更透明、诊疗服务与药品价格信息更透明，而医疗卫生机构信息公开网站平台是新信息环境下医疗卫生机构信息公开工作开展的重要工具。"智慧化"医疗卫生机构建设需要借助的智慧医疗卫生服务与医疗卫生信息增值服务均离不开医疗卫生领域信息与数据的支撑，而医疗卫生领域的信息与数据支撑在很大程度上又依赖于医疗卫生信息公开的力度。医疗卫生机构信息公开与数据共享平台为"智慧化"医疗卫生机构建设提供了坚实的信息与数据基础。医疗卫生机构信息公开网站平台也有助于

"规范化"医疗卫生机构建设,借助医疗卫生机构信息公开网站平台,一方面,有利于就诊须知、住院须知等规章制度,以及检验检查、分级诊疗、远程医疗、特需诊疗、社区服务等服务项目与流程的医疗服务规范化;另一方面,有利于健康科普、健康教育等科普健教制度,以及医疗卫生机构信息公开的工作制度、人员保障、工作推进等监督保障制度的工作流程规范化。

(2) 开展医疗卫生机构信息公开服务实践的需要

从实践层面看,医疗卫生机构开展信息公开工作需要借助科学合理的公开途径与工具方式。伴随着医疗卫生信息化水平的不断提升以及医疗卫生服务参与主体信息素养能力的不断提高,基于互联网网站的信息公开服务平台成为实践工作中的重要选择。网络环境下,医疗卫生机构门户网站是医疗卫生机构推进信息公开工作的重要渠道和方式,其在医疗卫生机构信息公开实践过程中充当着非常重要的角色。就开展医疗卫生机构信息公开服务来说,与其他医疗卫生机构信息公开途径相比,医疗卫生机构信息公开网站平台具有如下几点优势:相关公开信息的快速及时性、相关公开信息间的链接交互性、获取相关信息的便捷性、相关信息完整性强、获取相关信息的物质成本与时间成本较低等。因而,在医疗卫生机构信息公开服务实践过程中,需积极打造相应的医疗卫生机构信息公开网站平台。

(3) 有利于对医疗卫生机构信息公开工作进行评估管理

目前,医疗卫生机构信息公开工作通常以信息公开年度报告形式进行总结,由于各医疗卫生机构在相应信息公开年度报告内容方面具有较大差异,故很难从定量化视角开展医疗卫生机构信息公开评估管理工作。通常情况下,医疗卫生机构信息公开网站的建设情况在一定程度上能反映医疗卫生机构信息公开实施现状。因而对医疗卫生机构的相关主管部门而言,一方面应尽快督导医疗卫生机构建立其专属的信息公开网站平台;另一方面应尽快建立起医疗卫生机构信息公开网站评估体系,通过制订医疗卫生机构信息公开网站的激励及处罚措施,将医疗卫生机构信息公开网站评估结果纳入医疗卫生机构综合评估体系中。前者推动医疗卫生机构信息公开网站的普遍化建立,也有助于定期开展医疗卫生机构信息公开网站评估管理工作,表现为既能基于医疗卫生机构信息公开网站评估结果开展相应的医疗卫生机构信息公开指导与协调工作,又可对医疗卫生机构信息公开工作开展相应的日常督促检查。后者基于医疗卫生机构信息公开网站评估结果,既能合理指导医疗卫生机构信息公开工作的实施,又能科学指导医疗卫生机构开展信息公开网站平台建设。科学开展医疗卫生机构信息公开网站平台建设及其评估工作,不仅能有效提高医疗卫生机构信息公开的服务质量,也能有效提高医疗卫生机构信息公开的工作效率。

4.2.2 医疗卫生信息公开网站建设的可行性分析

医疗卫生机构信息公开网站平台建设的可行性主要表现为两方面:一方面是有医疗卫生机构院务公开的经验积累,易于开展医疗卫生机构信息公开服务工作;另一方面是医疗卫生机构门户网站建设基础较好,易于进行医疗卫生机构信息公开网站拓展深化工作。

(1)医疗卫生机构院务公开方面的经验积累

院务公开在医疗卫生机构管理中发挥了重要作用。从内容上看,医疗卫生机构信息公开的重要组成部分包括医疗卫生机构院务公开,故医疗卫生机构信息公开可视为新形势下其院务公开工作的深化与拓展。以医院为例,调研结果(见表4-2)显示,占比35.00%的医院开设了院务公开专栏,同时其他医疗卫生机构也或多或少地以医疗卫生服务公开等多种形式进行着医疗卫生机构院务公开工作。可见,医疗卫生机构在院务公开方面已积累了一定的宝贵经验,为实现迈向医疗卫生机构信息公开的深化发展奠定了重要基础和可行性。不过,在推进医疗卫生机构信息公开网站平台建设之前,建议先解决如何理顺医疗卫生机构院务公开与医疗卫生机构信息公开的工作关系、如何深度融合医疗卫生机构院务公开网站专栏与医疗卫生机构信息公开网站平台等问题,科学有效解决这些问题将有利于医疗卫生机构信息公开网站平台的建设与发展。

(2)医疗卫生机构门户网站建设基础好

医疗卫生机构门户网站建设为医疗卫生机构开展信息公开网络服务提供了平台技术上的可行性。医疗卫生机构网站作为医疗卫生机构信息化的重要组成内容,经过多年发展,已较为成熟。以医院为例,通过网络调研结果发现,目前表4-1中95.00%的医院都建立有相应门户网站,其为公众获取医院相关信息提供重要基础和宝贵经验,也为医院信息公开网站平台提供了相应建设基础。医疗卫生机构门户网站具有信息量大、更新及时、易获取、互动性强、成本低等特点,其建设目标是促进门户网站成为医疗卫生机构全面的信息接入点和医疗卫生信息服务窗口平台。因此，可将医疗卫生机构门户网站建设过程视为医疗卫生机构开展医疗卫生信息服务的重要环节，同时医疗卫生机构门户网站建设也是为公众提供医疗卫生机构相关信息获取并保障其可获取性的重要基础。基于门户网站的医疗卫生机构信息公开网站建设成为医疗卫生机构开展信息公开服务的最佳网络平台。可见，面对医疗卫生机构门户网站快速发展的现状，基于现有医疗卫生机构门户网站进行医疗卫生机构信息公开网站平台建设具有可行性，而且医疗卫生机构信息公开网站建设与其门户网站建设的协同发展与有机融合也具有可行性。基于医疗卫生机构门户网站的医疗卫生机构信息公开网站建设有助于将医疗卫生机构提供的信息公开服务和医疗卫生服务进行双重关联，即通过医疗卫生机构信息公开服务方便医疗卫生机构各利益主体进行有关信息的获取和使用，以及接受相关的医疗卫生业务服务，进而构建出协同关联的有机整体。从整体上实现各利益主体通过医疗卫生机构提供的信息公开网络服务不是获取孤立的"信息点"，而是获得与医疗卫生服务业务办理相关的"信息链"。

4.3 医疗卫生信息公开网站建设优化策略与政策框架建议

4.3.1 医疗卫生信息公开网站建设优化策略

（1）注重整体谋划与协同推进的科学性

为提高医疗卫生信息公开服务的质量与效率，应将医疗卫生机构信息公开网站平台作为各医疗卫生机构信息门户的重要组成部分进行整体谋划与协同推进。通过充分依托医疗卫生机构门户网络平台建设，以打造"透明化、智慧化、规范化"医疗卫生机构为目标，转变与创新医疗卫生机构信息公开工作思路，将医疗卫生机构门户网站平台建设与医疗卫生机构信息公开工作有机结合，共同为医疗卫生机构信息公开服务提供方式与路径支撑，从而不断拓宽与深化医疗卫生机构信息公开内容与服务水平。将医疗卫生机构信息公开网站平台作为各医疗卫生机构信息门户的重要组成部分进行整体规划，对医疗卫生机构信息公开网站平台及其信息公开工作的开展具有十分重要的作用：一方面，有利于医疗卫生机构信息公开网站平台的后期管理和维护，从而保障相应医疗卫生信息公开服务的水平和质量;另一方面,有利于通过医疗卫生机构信息公开工作,不断促进医疗卫生机构信息公开网站平台的可持续发展。

(2) 注重公开网站栏目及其内容规划的合理性

为提高医疗卫生信息公开服务的针对性,应开展以医疗卫生机构信息公开管理制度要求为导向的医疗卫生机构信息公开网站栏目及其内容规划。医疗卫生机构应根据信息公开相关管理制度,对医疗卫生机构信息公开内容范围的规定及相关要求进行明确,并规范合理地确定医疗卫生机构信息公开网站栏目及其内容规划。同时,还要积极推进医疗卫生机构信息公开网站栏目内容与医疗卫生机构门户网站栏目内容之间的有机融合与嵌入。考虑到医疗卫生机构门户网站建设基础,及其在信息传递与获取方面的优势,融合嵌入医疗卫生机构门户网站栏目内容的医疗卫生机构信息公开网站栏目内容建设可考虑如下思路:基于《目录》充分梳理整合医疗卫生机构门户网站栏目内容,在医疗卫生机构院务公开网站栏目内容建设基础上优化推进医疗卫生机构信息公开网站栏目内容建设,尽快将医疗卫生机构信息公开网站平台打造为医疗卫生机构信息公开的重要载体。

4.3.2 医疗卫生信息公开网站建设政策框架建议

医疗卫生机构信息公开工作是医疗卫生机构院务公开工作的进一步深化,在现代化医疗卫生机构科学管理过程中具有重要作用,是打造"阳光医疗卫生机构"的最佳途径。而互联网网站平台在信息公开服务中所具有的优势,使得医疗卫生机构信息公开网站平台成为医疗卫生机构信息公开服务的重要载体。医疗卫生机构信息公开网站平台是树立医疗卫生机构形象、提升医疗卫生机构医疗卫生服务质量与水平的重要途径,也是缓解医患纠纷、医患矛盾的有效路径。通常认为,医疗卫生机构信息公开网站既是一扇展现医疗卫生机构信息公开工作情况的门窗,又是一架沟通相关利益主体的桥梁,故应将医疗卫生机构信息公开网站打造成医疗卫生机构信息公开服务实践的第一平台,对公众的信息公开需求提供一站式医疗卫生信息服务。同时医疗卫生机构信息公开网站平台也在一定程度上有利于推动医疗健康产业转型升级,为医疗卫生管理领域相关实践工作提供坚实支撑。解决目前医疗卫生机构信息公开网站平台建设方面存在的问题,不仅需要信息化网络技术层面的支撑,还需要政策制度方面的扶持与激励。为进一步促进医疗卫生机构信息公开网站平台的发展，在医疗卫生机构信息公开网站平台调研基础上提出如下政策建议。

（1）制定医疗卫生机构信息公开网站内容与信息编制格式规范

在技术可行条件下，医疗卫生机构网站平台建设应先解决医疗卫生机构信息公开网站平台内容建设方面的问题。具体来说，医疗卫生机构信息公开网站的建设应包括如下内容：医疗卫生机构信息公开实施办法、医疗卫生机构信息公开指南、医疗卫生机构信息公开目录、医疗卫生机构信息公开年度报告、医疗卫生机构信息公开意见箱、医疗卫生机构信息公开监督投诉等。这些医疗卫生机构信息公开网站建设内容都可直接提升医疗卫生机构信息公开的工作绩效，并为开展医疗卫生机构信息公开工作提供便利。此外，医疗卫生机构信息公开网站的服务对象是社会公众，通过医疗卫生机构信息公开网站信息格式规范的编制来促进具有统一特性的医疗卫生机构信息公开规范建设，以便公众能方便快捷地查询并获取医疗卫生机构所提供的医疗卫生服务信息。医疗卫生机构信息公开网站信息编制格式规范可考虑借鉴政府信息公开网站有关信息发布方面的编制格式要求，并充分考虑医疗卫生机构信息公开服务的特点来进行设计。从格式规范内容上看，医疗卫生机构信息公开网站信息编制格式规范内容应主要包括如下内容：信息索引编号（信息类别代码、信息发布机构代码、信息发布年份、流水号）、信息名称、信息发布机构、信息内容简述、信息生成日期、信息变更日期、信息对应文件号、备注说明等。

（2）制定医疗卫生机构信息公开网站建设示范点遴选与管理办法

根据医疗卫生信息公开管理要求，科学制定医疗卫生机构信息公开网站建设示范点遴选与管理办法。由于医院、基层医疗卫生机构、妇幼保健机构、疾病预防控制中心、健康教育机构、急救中心、血站、其他公共卫生机构八类医疗卫生机构的信息化建设现状及其特点各异，故应分别明确各类医疗卫生机构信息公开网站建设示范点遴选与管理办法。以医院为例，从网络调研结果来看，可选取表4-2中建设有"医院信息公开网站"的50家医院作为医院类信息公开网站建设示范点。医疗卫生机构信息公开网站建设示范点在医疗卫生信息公开服务方面基础较好，通过该项信息政策的实施能充分发挥医疗卫生机构在信息公开工作方面的示范和带头作用，并积极推广医疗卫生机构信息公开建设方面的实践经验，对提升医疗卫生机构信息公开服务工作的整体水平将起到很好的促进作用。此外，为更好地保障医疗卫生机构信息公开网站建设水平及其信息公开服务绩效，建议在医疗卫生机构院办下成立相应的信息公开科室，并全面负责各医疗卫生机构信息公开服务工作。

（3）制定医疗卫生机构信息公开网站绩效评估办法

为科学管理医疗卫生机构信息公开网站建设工作，还应在医疗卫生机构信息公开网站建设试点示范基础上，制定科学合理的医疗卫生机构信息公开网站绩效评价体系。通过制定医疗卫生机构信息公开网站绩效评估办法，一方面，为医疗卫生机构信息公开网站绩效评价工作提供实践层面的评价指标体系与流程方法，进一步指导和规范医疗卫生机构信息公开网站平台的建设实践活动；另一方面，为医疗卫生机构信息公开绩效水平评估工作奠定基础，为医疗卫生机构信息公开服务水平的提升和创新提供更多的实践经验。

4.4 医疗卫生信息公开网站导航栏目内容建设

根据《条例》[11]、《制定办法》[12]、《管理办法》[13]的要求，医疗卫生机构信息公开应该主要明确的内容包括：医疗卫生机构信息公开实施办法、医疗卫生机构信息公开指南、医疗卫生机构信息公开目录、医疗卫生机构信息公开年度报告、医疗卫生机构信息公开意见箱、医疗卫生机构信息公开监督投诉等。因此，医院、基层医疗卫生机构八类医疗卫生机构的信息公开网站导航栏目内容可考虑分别按照上述内容进行设计。如医院信息公开网站导航栏目可依次设计为如下内容：医院信息公开实施办法、医院信息公开指南、医院信息公开目录、医院信息公开年度报告、医院信息公开意见箱、医院信息公开监督投诉。

从内容上看，医疗卫生机构信息公开实施办法主要是依据《条例》《制定办法》《管理办法》等文件精神，结合医疗卫生机构实际制定。医疗卫生机构信息公开目录主要包括由资质类信息与服务类信息组成的基本目录内容，其本质上是对医疗卫生机构应主动公开信息内容的明确，也可理解为医疗卫生机构信息公开目录导航栏目及其下级栏目内容的设计。因而，各类医疗卫生机构信息公开目录结构内容存在一定的差异性。不过，医疗卫生机构信息公开目录中涉及的具体目录类信息内容应都包括信息索引、名称、内容概要、生成日期等。医疗卫生机构信息公开指南应明确相应的信息内容编排体系、信息公开的方式与办理流程，以及信息公开工作机构的名称、办公地址、办公时间、联系电话、传真号码、电子邮箱等内容。医疗卫生机构信息公开年度报告应包括医疗卫生机构年度的信息公开总体情况、主动公开信息情况、收到和处理信息公开申请情况、信息公开存在的主要问题及改进情况、其他需要报告的事项等内容。医疗卫生机构信息公开意见箱主要是医疗卫生机构内设信息公开办公室接收公众对本机构信息公开工作意见和建议的窗口，该意见箱可设置为医疗卫生机构信息公开办公室电子邮箱地址的链接。医疗卫生机构信息公开监督投诉是对医疗卫生信息公开服务工作质量进行监督投诉的内容，其应包括医疗卫生机构信息公开监督投诉部门的名称、办公地址、办公时间、联系电话、电子邮箱、邮编等。可见，从医疗卫生机构信息公开网站导航栏目内容看，除医疗卫生机构信息公开目录栏目结构及内容外，医疗卫生机构信息公开实施办法、医疗卫生机构信息公开指南、医疗卫生机构信息公开年度报告、医疗卫生机构信息公开意见箱、医疗卫生机构信息公开监督投诉等栏目内容只需根据各医疗卫生机构自身实际情况进行明确，较容易确定相对统一的内容模板。2022年1月14日，国家卫生健康委会同国家中医药局、国家疾控局组织制定了《目录》[14]，该目录附件1至附件8分别明确了医院、基层医疗卫生机构、妇幼保健机构、疾病预防控制中心、健康教育机构、急救中心、血站、其他公共卫生机构八类医疗卫生机构的信息公开基本目录。因此，考虑到《目录》的权威性和完整性，为进一步规范开展各类医疗卫生机构信息公开工作，下面主要以《目录》对各类医疗卫生机构信息公开基本目录的要求为基础，来分别设计医院、基层医疗卫生机构、妇幼保健机构、疾病预防控制中心、健康教育机构、急救中心、血站、其他公共卫生机构八类医疗卫生机构信息公开目录栏目结构及内容。

4.5 医疗卫生机构信息公开目录栏目结构及内容设计

4.5.1 医院信息公开目录栏目结构及内容设计

根据《目录》附件1对医院信息公开基本目录的内容要求，医院信息公开目录栏目结构可分为信息类别、信息分类、信息名称三级，基于《目录》附件1医院信息公开基本目录的医院信息公开网站信息公开目录栏目结构及内容设计，如图4-1[15]所示。

信息类别一级栏目包括医院资质类信息和医院服务类信息，信息分类二级栏目和信息名称三级栏目则按医院资质类和医院服务类分别设计，其中医院资质类信息二级栏目包括机构及人员识别、设备及技术许可、研究平台情况、价格四类，医院服务类信息二级栏目包括环境导引、诊疗服务、行风与投诉、科普健教、便民服务共五类。机构及人员识别包括的三级栏目有机构信息、机构标识、人员识别；设备及技术许可包括的三级栏目有设备准入、技术备案；研究平台情况包括的三级栏目主要是重点研究平台；价格包括的三级栏目是服务价格和药品耗材；环境导引包括的三级栏目有交通导引、内部导引、公卫措施、安全警示、应急指引；诊疗服务包括的三级栏目有服务时间、专业介绍、就诊须知、住院须知、预约诊疗、检验检查、分级诊疗、远程医疗、社区服务、特需诊疗、临床研究；行风与投诉包括的三级栏目有招标采购、行风建设、依法执业自查、医疗秩序、投诉途径、纠纷处理；科普健教包括的三级栏目有健康科普、健康教育；便民服务包括的三级栏目有咨询服务、特殊人群、收费查询、医保服务、复印病历、其他信息。需要说明的是，《目录》附件1医院信息公开基本目录备注中明确，综合医院、中医医院、中西医结合医院、民族医医院、专科医院、康复医院、互联网医院等按照此目录执行；疗养院、护理院、护理站、临床检验中心、体检中心、医学检验实验室、病理诊断中心、医学影像诊断中心、血液透析中心、安宁疗护中心等其他检查、检验、诊断、治疗机构参照此目录执行。

医院信息公开网站信息公开目录下各三级栏目包括的基本内容分别如下：

机构信息三级栏目的信息列表展示基本信息内容包括《医疗机构执业许可证》、备案、诊疗科目及机构基本信息等；机构标识三级栏目的信息列表展示基本信息内容包括等级评审、医保定点、教学任务等名称标识；人员识别三级栏目的信息列表展示基本信息内容包括由姓名、科室（部门）、职务（职称）等构成的医护、行政及后勤等人员标识。

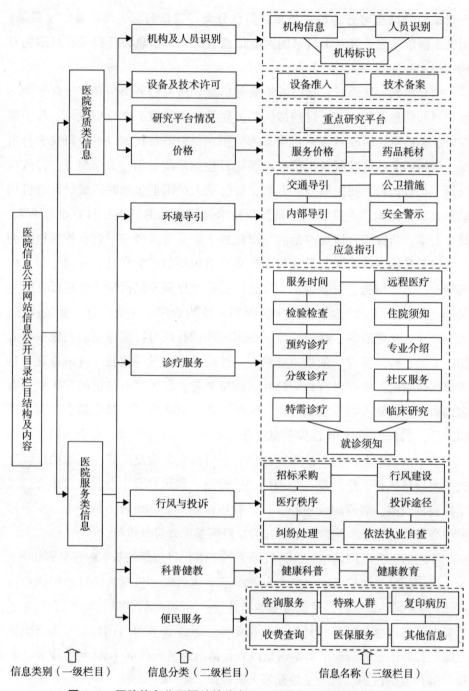

图 4-1 医院信息公开网站的信息公开目录栏目结构及内容设计

对设备及技术许可二级栏目而言，设备准入三级栏目的信息列表展示基本信息内容包括大型医用设备配置许可等；技术备案三级栏目的信息列表展示基本信息内容包括依法开展的特殊临床技术、限制性医疗技术、检验项目名称及有效期，如人体器官移植技术、人类辅助生殖技术、特殊实验室检查。

对研究平台情况二级栏目而言，重点研究平台三级栏目的信息列表展示基本信息内容包括国家级、省级、市级等临床研究中心、工程研究中心、重点实验室等研究平台等。

对价格二级栏目而言，服务价格三级栏目的信息列表展示基本信息内容包括医疗服务项目、价格及计价标准等；药品耗材三级栏目的信息列表展示基本信息内容包括药品、医用耗材品规及价格等。

对环境导引二级栏目而言，交通导引三级栏目的信息列表展示基本信息内容包括机构周边的公共交通线路、车辆入口与出口指示、院内停车场、院内行车指引、停车收费标识等；内部导引三级栏目的信息列表展示基本信息内容包括各科室（部门）的名称、位置及指引标识、急诊"绿色通道"指引标识等；公卫措施三级栏目的信息列表展示基本信息内容包括公共卫生预防控制相关信息，落实政府应急处置措施的相关信息等；安全警示三级栏目的信息列表展示基本信息内容包括服务场所安全（防火、防盗、安检等）警示标识及危险提示标志等；应急指引三级栏目的信息列表展示基本信息内容包括突发事件的应急疏散和安全通道路线、指引标牌、路线等。

对诊疗服务二级栏目而言，服务时间三级栏目的信息列表展示基本信息内容包括门诊、急诊服务时间（含节假日），病房探视时间及各项服务的办理时间等；专业介绍三级栏目的信息列表展示基本信息内容包括专业方向，临床、检验、检查等专业服务项目名称及特色服务的相关内容等；就诊须知三级栏目的信息列表展示基本信息内容包括门诊、急诊就诊流程，就诊期间应知晓的相关事务、注意事项及应遵守的规章制度等；住院须知三级栏目的信息列表展示基本信息内容包括办理住院的手续及流程、住院期间应知晓的相关事务、注意事项及应遵守的规章制度等；预约诊疗三级栏目的信息列表展示基本信息内容包括需要或可以预约的挂号、诊疗、临床检验、检查等的预约途径、流程、方法及注意事项等；检验检查三级栏目的信息列表展示基本信息内容包括进行临床检验、超声、影像学等辅助检查的流程、须知、注意事项，报告获取时间及方式等；分级诊疗三级栏目的信息列表展示基本信息内容包括分级诊疗的双向转诊服务内容、机构、流程、联系方式等，以及医联体业务合作的医疗卫生服务机构、专家介绍、服务内容、流程、联系方式等；远程医疗三级栏目的信息列表展示基本信息内容包括远程医疗、互联网医疗服务项目、流程、收费等；社区服务三级栏目的信息列表展示基本信息内容包括基本公共卫生服务项目、上门服务项目等服务流程、内容、联系方式等；特需诊疗三级栏目的信息列表展示基本信息内容包括特需诊疗服务项目相关信息和导引；临床研究三级栏目的信息列表展示基本信息内容包括开展临床试验、临床研究项目及知情同意、不得收费等有关要求。

对行风与投诉二级栏目而言，招标采购三级栏目的信息列表展示基本信息内容包括执行政府采购依法应当公开的相关信息；行风建设三级栏目的信息列表展示基本信息内容包括行风建设及廉洁从业九项准则相关规定；依法执业自查三级栏目的信息列表展示基本信息内容包括《医疗机构依法执业承诺书》等；医疗秩序三级栏目的信息列表展示基本信息内容包括维护正常医疗秩序患者应当遵守的相关法律、法规、规定及注意事项等；投诉途径三级栏目的信息列表展示基本信息内容包括投诉处理程序、地点、接待时间和联系方式等；纠纷处理三级栏目的信息列表展示基本信息内容包括解决医疗纠纷的合法途径以及相关部门（如医调委）地点、联系方式等。

对科普健教二级栏目而言，健康科普三级栏目的信息列表展示基本信息内容包括健康保健及疾病防治、康复等方面的科普知识；健康教育三级栏目的信息列表展示基本信息内容包括三部分：开展健康讲座等健康教育活动的信息（含时间、内容、地点）、患者健康教育制度及流程、无烟医疗卫生机构建设制度及管理办法。

对便民服务二级栏目而言，咨询服务三级栏目的信息列表展示基本信息内容包括咨询服务设置情况，包括咨询台（窗口）标识、路线，在线咨询服务等；特殊人群三级栏目的信息列表展示基本信息内容包括军人、残疾人、老年人等特殊人群优先服务窗口标识等；收费查询三级栏目的信息列表展示基本信息内容包括查询的方法、流程、地点和导引路线等；医保服务三级栏目的信息列表展示基本信息内容包括医保支付、报销流程、地点、导引等；复印病历三级栏目的信息列表展示基本信息内容包括病历复印的流程、地点、导引路线和收费说明等；其他信息三级栏目的信息列表展示基本信息内容包括相关主管部门规定的其他需要主动公开的信息。

4.5.2 基层医疗卫生机构信息公开目录栏目结构及内容设计

根据《目录》附件 2 对基层医疗卫生机构信息公开基本目录的内容要求，基层医疗卫生机构信息公开目录栏目结构可分为信息类别、信息分类、信息名称三级，基于《目录》附件 2 基层医疗卫生机构信息公开基本目录的基层医疗卫生机构信息公开网站信息公开目录栏目结构及内容设计，如图 4-2[16] 所示。

信息类别一级栏目包括基层医疗卫生机构资质类信息和基层医疗卫生机构服务类信息，信息分类二级栏目和信息名称三级栏目则按基层医疗卫生机构资质类和基层医疗卫生机构服务类分别设计，其中基层医疗卫生机构资质类信息二级栏目包括机构及人员识别、准入许可、价格三类，基层医疗卫生机构服务类信息二级栏目包括环境导引、诊疗服务、行风与投诉、科普健教、便民服务共五类。机构及人员识别包括的三级栏目有机构信息、人员识别；准入许可包括的三级栏目有设备准入；价格包括的三级栏目是服务价格和药品耗材；环境导引包括的三级栏目有交通导引、内部导引、公卫措施、安全警示、应急指引；诊疗服务包括的三级栏目有服务时间、专业介绍、就诊须知、住院须知、预约诊疗、检验检查、分级诊疗、远程医疗、服务内容、服务范围、服务流程；行风与投诉包括的三级栏目有招标采购、行风建设、依法执业自查、医疗秩序、投诉途径、纠纷处理；科普健教包括的三级栏目有健康科普、健康教育；便民服务包括的三级栏目有咨询服务、特殊人群、收费查询、医保服务、复印病历、其他信息。需要说明的是，《目录》附件 2 基层医疗卫生机构信息公开基本目录备注中明确社区卫生服务中心、中心卫生院、乡（镇）卫生院、街道卫生院等按照此目录执行；社区卫生服务站、综合门诊部、专科门诊部、中医门诊部、中西医结合门诊部、民族医门诊部、中医诊所、中医（综合）诊所、中西医结合诊所、民族医诊所、卫生所、医务室、卫生保健所、卫生站、村卫生室（所）等其他基层医疗卫生机构参照此目录执行，有相关信息的应主动公开。

医疗卫生信息公开

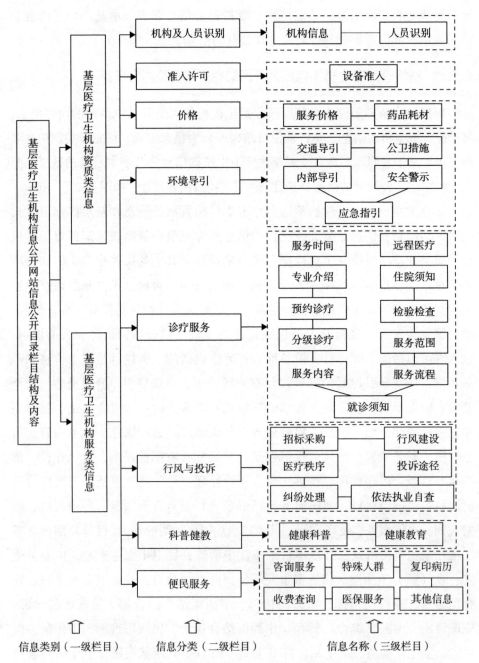

图 4-2 基层医疗卫生机构信息公开网站的信息公开目录栏目结构及内容设计

基层医疗卫生机构信息公开网站信息公开目录下各三级栏目包括的基本

内容分别如下：

对机构及人员识别二级栏目而言，机构信息三级栏目的信息列表展示基本信息内容包括《医疗机构执业许可证》、备案、诊疗科目及机构基本信息等；人员识别三级栏目的信息列表展示基本信息内容包括由姓名、科室（部门）等构成的医护、行政及后勤等人员标识。

对准入许可二级栏目而言，设备准入三级栏目的信息列表展示基本信息内容包括大型医用设备配置许可等。

对价格二级栏目而言，服务价格三级栏目的信息列表展示基本信息内容包括医疗服务项目、价格及计价标准等；药品耗材三级栏目的信息列表展示基本信息内容包括药品、医用耗材品规及价格等。

对环境导引二级栏目而言，交通导引三级栏目的信息列表展示基本信息内容包括机构周边的公共交通线路，车辆入口与出口指示、院内停车场、院内行车指引、停车收费标识等；内部导引三级栏目的信息列表展示基本信息内容包括各科室（部门）的名称、位置及指引标识、急诊"绿色通道"指引标识等；公卫措施三级栏目的信息列表展示基本信息内容包括公共卫生预防控制相关信息，落实政府应急处置措施的相关信息等；安全警示三级栏目的信息列表展示基本信息内容包括服务场所安全（防火、防盗、安检等）警示标识及危险提示标志等；应急指引三级栏目的信息列表展示基本信息内容包括突发事件的应急疏散和安全通道路线、指引标牌、路线等。

对诊疗服务二级栏目而言，服务时间三级栏目的信息列表展示基本信息内容包括门诊、急诊服务时间（含节假日），病房探视时间及各项服务的办理时间等；专业介绍三级栏目的信息列表展示基本信息内容包括专业方向，临床、检验、检查等专业服务项目名称及特色服务的相关内容等；就诊须知三级栏目的信息列表展示基本信息内容包括门诊、急诊就诊流程，就诊期间应知晓的相关事务、注意事项及应遵守的规章制度等；住院须知三级栏目的信息列表展示基本信息内容包括办理住院的手续及流程，住院期间应知晓的相关事务、注意事项及应遵守的规章制度等；预约诊疗三级栏目的信息列表展示基本信息内容包括需要或可以预约的挂号、诊疗、临床检验、检查等的预约途径、流程、方法及注意事项等；检验检查三级栏目的信息列表展示基本信息内容包括进行临床检验、超声、影像学等辅助检查的流程、须知、注意事项，报告获取时间及方式等；分级诊疗三级栏目的信息列表展示基本信息内容包括与本机构建立双向转诊关系的综合或专科医院名称，向上级医院转诊及接收上级医院向本院转诊的服务内容、机构、流程、联系方式等，医联体及县域医共体业务合作的医疗卫生服务机构、专家介绍、服务内容、流程、联系方式等；远程医疗三级栏目的信息列表展示基本信息内容包括远程医疗服务项目、流程、收费等；服务内容三级栏目的信息列表展示基本信息内容包括各科室设置名称、医疗服务内容，医联体合作机构、下沉专家介绍、出诊时间等，基本公共卫生服务和家庭医生签约服务项目等服务内容、责任医生、服务区域、联系电话等；服务范围三级栏目的信息列表展示基本信息内容包括本机构服务区域范围，服务区域内人群的基本情况、重点人群基本情况；服务流程三级栏目的信息列表展示基本信息内容包括门诊、急诊服务流程，留观、住院服务流程，双向转诊服务流程。

对行风与投诉二级栏目而言，招标采购三级栏目的信息列表展示基本信息内容包括执行政府采购依法应当公开的相关信息；行风建设三级栏目的信息列表展示基本信息内容包括行风建设及廉洁从业九项准则相关规定；依法执业自查三级栏目的信息列表展示基本信息内容包括《医疗机构依法执业承诺书》等；医疗秩序三级栏目的信息列表展示基本信息内容包括为维护正常医疗秩序患者应当遵守的相关法律、法规、规定及注意事项等；投诉途径三级栏目的信息列表展示基本信息内容包括投诉处理程序、地点、接待时间和联系方式等；纠纷处理三级栏目的信息列表展示基本信息内容包括解决医疗纠纷的合法途径以及相关部门（如医调委）地点、联系方式等。

对科普健教二级栏目而言，健康科普三级栏目的信息列表展示基本信息内容包括健康保健及疾病防治方面的科普知识；健康教育三级栏目的信息列表展示基本信息内容包括三部分：开展健康讲座等健康教育活动的信息（含时间、内容、地点）、患者健康教育制度及流程、无烟医疗卫生机构建设制度及管理办法。

对便民服务二级栏目而言，咨询服务三级栏目的信息列表展示基本信息内容包括咨询服务设置情况，包括咨询台（窗口）标识、路线、在线咨询服务等；特殊人群三级栏目的信息列表展示基本信息内容包括军人、残疾人、老年人等特殊人群优先服务窗口标识等；收费查询三级栏目的信息列表展示基本信息内容包括查询的方法、流程、地点和导引路线等；医保服务三级栏目的信息列表展示基本信息内容包括医保支付、报销流程、地点、导引等；复印病历三级栏目的信息列表展示基本信息内容包括病历复印的流程、地点、导引路线和收费说明等；其他信息三级栏目的信息列表展示基本信息内容包括相关主管部门规定的其他需要主动公开的信息。

4.5.3 妇幼保健机构信息公开目录栏目结构及内容设计

根据《目录》附件3对妇幼保健机构信息公开基本目录的内容要求，妇幼保健机构信息公开目录栏目结构可分为信息类别、信息分类、信息名称三级，基于《目录》附件3妇幼保健机构信息公开基本目录的妇幼保健机构信息公开网站信息公开目录栏目结构及内容设计，如图4-3[17]所示。

信息类别一级栏目包括妇幼保健机构资质类信息和妇幼保健机构服务类信息，信息分类二级栏目和信息名称三级栏目则按妇幼保健机构资质类和妇幼保健机构服务类分别设计，其中妇幼保健机构资质类信息二级栏目包括机构及人员识别、准入许可、研究平台情况、价格四类，妇幼保健机构服务类信息二级栏目包括环境指引、诊疗服务、行风与投诉、科普健教、便民服务共五类。机构及人员识别包括的三级栏目有机构信息、机构标识、人员识别；准入许可包括的三级栏目有设备准入；研究平台情况包括的三级栏目有重点研究平台。价格包括的三级栏目是服务价格和药品耗材；环境指引包括的三级栏目有交通导引、内部导引、公卫措施、安全警示、应急指引；诊疗服务包括的三级栏目有服务时间、专业介绍、就诊须知、住院须知、预约诊疗、检验检查、保健管理、出生证明；行风与投诉包括的三级栏目有招标采购、行风建设、依法执业自查、医疗秩序、投诉途径、纠纷处理；科普健教包括的三级栏目有健康科普、健康教育；便民服务包括的三级栏目有咨询服务、特殊人群、收费查询、医保服务、复印病历、其他信息。需要说明的是，《目录》附件3妇幼保健机构信息公开基本目录备注中明确妇幼保健院、妇幼保健所、妇幼保健站、妇幼保健中心、妇幼保健计划生育服务中心等按照此目录执行。

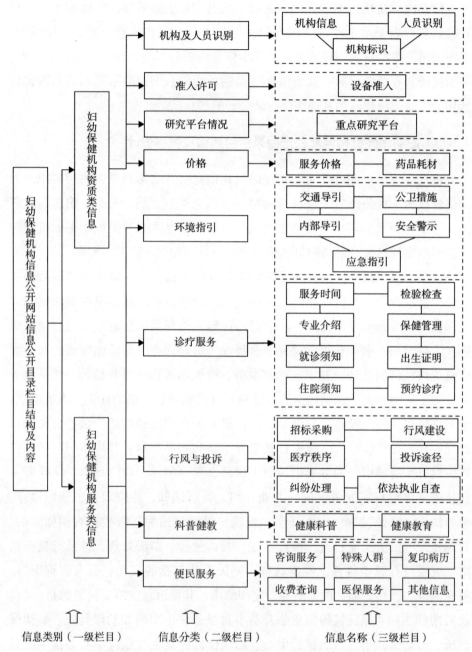

图4-3 妇幼保健机构信息公开网站的信息公开目录栏目结构及内容设计

妇幼保健机构信息公开网站信息公开目录下各三级栏目包括的基本内容分别如下：

对机构及人员识别二级栏目而言，机构信息三级栏目的信息列表展示基本信息内容包括《医疗机构执业许可证》、诊疗科目及机构基本信息等；机构标识三级栏目的信息列表展示基本信息内容包括等级评审、医保定点、教学任务等名称标识；人员识别三级栏目的信息列表展示基本信息内容包括由姓名、科室（部门）等构成的医护、行政及后勤等人员标识。

对准入许可二级栏目而言，设备准入三级栏目的信息列表展示基本信息内容包括大型医用设备配置许可等。

对研究平台情况二级栏目而言，重点研究平台三级栏目的信息列表展示基本信息内容包括国家级、省级、市级等临床研究中心、工程研究中心、重点实验室等研究平台等。

对价格二级栏目而言，服务价格三级栏目的信息列表展示基本信息内容包括医药品、医用耗材品规及价格等；药品耗材三级栏目的信息列表展示基本信息内容包括医疗、保健服务项目、价格及计价标准等。

对环境指引二级栏目而言，交通导引三级栏目的信息列表展示基本信息内容包括机构周边的公共交通线路、车辆入口与出口指示、院内停车场、院内行车指引、停车收费标识等；内部导引三级栏目的信息列表展示基本信息内容包括各科室（部门）的名称、位置及指引标识等；公卫措施三级栏目的信息列表展示基本信息内容包括公共卫生预防控制相关信息，落实政府应急处置措施的相关信息等；安全警示三级栏目的信息列表展示基本信息内容包括服务场所安全（防火、防盗、安检等）警示标识及危险提示标志等；应急指引三级栏目的信息列表展示基本信息内容包括突发事件的应急疏散和安全通道路线、指引标牌、路线等。

对诊疗服务二级栏目而言，服务时间三级栏目的信息列表展示基本信息内容包括门诊、急诊服务时间（含节假日），病房探视时间及各项服务的办理时间等；专业介绍三级栏目的信息列表展示基本信息内容包括专业方向，临床、保健、检验、检查等专业服务项目名称及特色服务的相关内容等；就诊须知三级栏目的信息列表展示基本信息内容包括门诊、急诊就诊流程，就诊期间应知晓的相关事务、注意事项及应遵守的规章制度等；住院须知三级栏目的信息列表展示基本信息内容包括办理住院的手续及流程，住院期间应知晓的相关事务、注意事项及应遵守的规章制度等；预约诊疗三级栏目的信息列表展示基本信息内容包括需要或可以预约的挂号、诊疗、临床检验、检查等的预约途径、流程、方法及注意事项等；检验检查三级栏目的信息列表展示基本信息内容包括进行临床检验、超声、影像学等辅助检查的流程、须知、注意事项，报告获取时间及方式等；保健管理三级栏目的信息列表展示基本信息内容包括两方面：一是院内妇幼保健管理，本辖区妇幼保健三级网中承担的职责和任务，本单位开展的妇幼保健服务项目；二是院外妇幼保健管理，辖区妇幼保健工作运行程序，包括母子健康手册发放和使用、婚前医学检查等流程和注意事项，以及妇幼健康领域重大公共卫生服务项目惠民政策措施介绍；出生证明三级栏目的信息列表展示基本信息内容包括出生医学证明办理的程序、时间及地点等。

对行风与投诉二级栏目而言，招标采购三级栏目的信息列表展示基本信息内容包括执行政府采购依法应当公开的相关信息；行风建设三级栏目的信息列表展示基本信息内容包括行风建设及廉洁从业九项准则相关规定；依法执业自查三级栏目的信息列表展示基本信息内容包括《医疗机构依法执业承诺书》等；医疗秩序三级栏目的信息列表展示基本信息内容包括患者应当遵守的相关法律、法规、规定及注意事项等；投诉途径三级栏目的信息列表展示基本信息内容包括投诉处理程序、地点、接待时间和联系方式等；纠纷处理三级栏目的信息列表展示基本信息内容包括解决医疗纠纷的合法途径以及相关部门（如医调委）地点、联系方式等。

对科普健教二级栏目而言，健康科普三级栏目的信息列表展示基本信息内容包括妇女儿童疾病防治及妇幼保健方面的科普知识等；健康教育三级栏目的信息列表展示基本信息内容包括三部分：一是开展常见妇幼疾病防治等健康教育活动的时间、内容、地点等；二是患者健康教育制度及流程等；三是无烟医疗卫生机构建设制度及管理办法。

对便民服务二级栏目而言，咨询服务三级栏目的信息列表展示基本信息内容包括咨询服务设置情况，包括咨询台（窗口）标识、路线、在线咨询服务等；特殊人群三级栏目的信息列表展示基本信息内容包括军人、残疾人、老年人等特殊人群优先服务窗口标识等；收费查询三级栏目的信息列表展示基本信息内容包括查询的方法、流程、地点和导引路线等；医保服务三级栏目的信息列表展示基本信息内容包括医保支付、报销流程、地点、导引等；复印病历三级栏目的信息列表展示基本信息内容包括病历复印的流程、地点、导引路线和收费说明等；其他信息三级栏目的信息列表展示基本信息内容包括相关主管部门规定的其他需要主动公开的信息。

4.5.4 疾病预防控制中心信息公开目录栏目结构及内容设计

根据《目录》附件4对疾病预防控制中心信息公开基本目录的内容要求，疾病预防控制中心信息公开目录栏目结构可分为信息类别、信息分类、信息名称三级，基于《目录》附件4疾病预防控制中心信息公开基本目录的疾病预防控制中心信息公开网站信息公开目录栏目结构及内容设计，如图4-4[18]所示。

信息类别一级栏目包括疾病预防控制中心资质类信息和疾病预防控制中心服务类信息，信息分类二级栏目和信息名称三级栏目则按疾病预防控制中心资质类和疾病预防控制中心服务类分别设计，其中疾病预防控制中心资质类信息二级栏目包括机构及人员识别、准入许可、研究平台情况、价格四类，疾病预防控制中心服务类信息二级栏目包括环境指引、公共卫生服务、行风与投诉、科普健教、便民服务共五类。机构及人员识别包括的三级栏目有机构信息、人员识别；准入许可包括的三级栏目有设备准入；价格包括的三级栏目是服务价格；研究平台情况包括的三级栏目有重点研究平台；环境指引包括的三级栏目有交通导引、内部导引、安全警示、应急指引；公共卫生服务包括的三级栏目有服务时间、服务项目、免费治疗、预防接种、传染病防控、健康危害因素、突发公共卫生事件；行风与投诉包括的三级栏目有招标采购、行风建设、投诉途径、纠纷处理；科普健教包括的三级栏目有健康科普、健康教育；便民服务包括的三级栏目有咨询服务、其他信息。

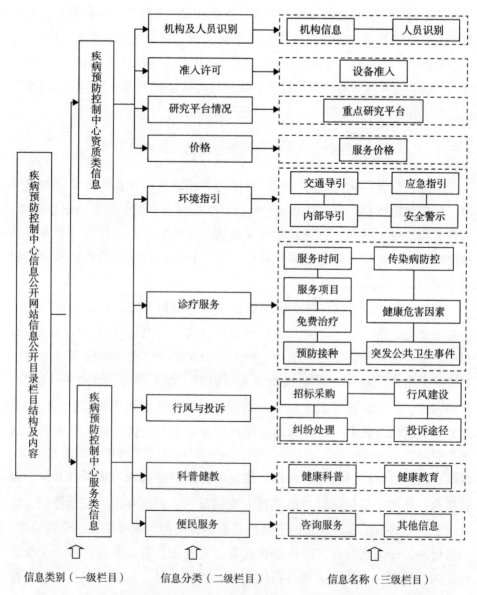

图 4-4 疾病预防控制中心信息公开网站的信息公开目录栏目结构及内容设计

疾病预防控制中心信息公开网站信息公开目录下各三级栏目包括的基本内容分别如下：

对机构及人员识别二级栏目而言，机构信息三级栏目的信息列表展示基本信息内容包括机构的设置依据及相关情况、负责人情况、机构基本信息等；

人员识别三级栏目的信息列表展示基本信息内容包括对社会公众提供服务的疾病防控、行政及后勤等工作人员标识：姓名、科室（部门）等。

对准入许可二级栏目而言，设备准入三级栏目的信息列表展示基本信息内容包括对社会公众提供服务的大型医用设备配置许可及实验设备的使用许可等。

对研究平台情况二级栏目而言，重点研究平台三级栏目的信息列表展示基本信息内容包括国家级、省级、市级等临床研究中心、工程研究中心、重点实验室等研究平台等。

对价格二级栏目而言，服务价格三级栏目的信息列表展示基本信息内容包括服务项目价格表、药品、医用耗材价格等。

对环境指引二级栏目而言，交通导引三级栏目的信息列表展示基本信息内容包括机构周边的公共交通线路、车辆入口与出口指示、院内停车场、院内行车指引、停车收费标识等；内部导引三级栏目的信息列表展示基本信息内容包括各科室（部门）的名称、位置及指引标识等；安全警示三级栏目的信息列表展示基本信息内容包括服务场所安全（防火、防盗、安检等）警示标识及危险提示标志等；应急指引三级栏目的信息列表展示基本信息内容包括突发事件的应急疏散和安全通道路线、指引标牌、路线等。

对公共卫生服务二级栏目而言，服务时间三级栏目的信息列表展示基本信息内容包括服务时间（含节假日）、服务流程、服务预约方式等；服务项目三级栏目的信息列表展示基本信息内容包括所承担的政府委托公共服务项目及为社会提供的其他服务内容；免费治疗三级栏目的信息列表展示基本信息内容包括国家对特殊公共卫生疾病免费治疗的相关规定等；预防接种三级栏目的信息列表展示基本信息内容包括预防接种；传染病防控三级栏目的信息列表展示基本信息内容包括传染病疫情预防、处置相关信息内容等；健康危害因素三级栏目的信息列表展示基本信息内容包括健康危害因素的监测与防控，环境危害因素监测资质、内容与办法，营养监测与营养改善、学生常见病和相关危害因素控制等的相关信息；突发公共卫生事件三级栏目的信息列表展示基本信息内容包括突发公共卫生事件的报告受理途径及联系方式等。

对行风与投诉二级栏目而言，招标采购三级栏目的信息列表展示基本信息内容包括执行政府采购依法应当公开的相关信息；行风建设三级栏目的信息列表展示基本信息内容包括行风建设及廉洁自律相关规定；投诉途径三级栏目的信息列表展示基本信息内容包括接待投诉部门的电话、信箱等；纠纷处理三级栏目的信息列表展示基本信息内容包括纠纷处理的程序和相关职能部门电话、地点等。

对科普健教二级栏目而言，健康科普三级栏目的信息列表展示基本信息内容包括依据工作职责提供的科普知识、专项传染病防控知识、预防免疫相关政策知识等；健康教育三级栏目的信息列表展示基本信息内容包括开展相关健康教育活动的时间、内容、地点等。

对便民服务二级栏目而言，咨询服务三级栏目的信息列表展示基本信息内容包括咨询服务设置情况，包括咨询台（窗口）标识、路线，在线咨询服务等；其他信息三级栏目的信息列表展示基本信息内容包括相关主管部门规定的其他需要主动公开的信息。

4.5.5　健康教育机构信息公开目录栏目结构及内容设计

根据《目录》附件5对健康教育机构信息公开基本目录的内容要求，健康教育机构信息公开目录栏目结构可分为信息类别、信息名称两级，基于《目录》附件5健康教育机构信息公开基本目录的健康教育机构信息公开网站信息公开目录栏目结构及内容设计，如图4-5[19]所示。

信息类别一级栏目包括健康教育机构资质类信息和健康教育机构服务类信息，信息名称二级栏目按健康教育机构资质类和健康教育机构服务类分别设计，其中健康教育机构资质类信息二级栏目包括机构信息、人员识别，健康教育机构服务类信息二级栏目包括健康教育信息、健康教育材料、健康教育活动、人员培训、技术指导、监测与评价、政策宣传、咨询服务、投诉途径、其他信息。需要说明的是，《目录》附件5健康教育机构信息公开基本目录备注中明确健康教育中心、健康教育所等按照此目录执行。

/ 第❹章 / 医疗卫生信息公开网站建设与优化研究

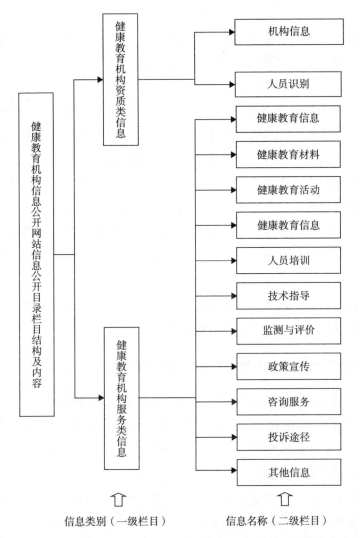

图 4-5 健康教育机构信息公开网站的信息公开目录栏目结构及内容设计

健康教育机构信息公开网站信息公开目录下各二级栏目包括的基本内容分别如下：

对健康教育机构资质类信息一级栏目而言，机构信息二级栏目的信息列表展示基本信息内容包括机构的设置依据及机构基本情况、负责人情况、机构基本信息等；人员识别三级栏目的信息列表展示基本信息内容包括对社会公众提供服务的疾病防控、行政及后勤等工作人员标识：姓名、科室（部

133

门）等。

对健康教育机构服务类信息一级栏目而言，健康教育信息二级栏目的信息列表展示基本信息内容包括开发的健康教育信息；健康教育材料二级栏目的信息列表展示基本信息内容包括开发的健康教育材料；健康教育活动二级栏目的信息列表展示基本信息内容包括面向公众开展健康教育活动的情况；人员培训二级栏目的信息列表展示基本信息内容包括开展健康教育与健康促进专业培训的情况；技术指导二级栏目的信息列表展示基本信息内容包括开展健康教育与健康促进专业技术指导情况；监测与评价二级栏目的信息列表展示基本信息内容包括健康素养监测报告；政策宣传二级栏目的信息列表展示基本信息内容包括开展卫生健康相关法律法规宣传；咨询服务二级栏目的信息列表展示基本信息内容包括咨询服务设置情况，包括咨询台（窗口）标识、路线、在线咨询服务等；投诉途径二级栏目的信息列表展示基本信息内容包括接待投诉部门的电话、信箱等；其他信息二级栏目的信息列表展示基本信息内容包括公众需要的其他信息服务。

4.5.6 急救中心信息公开目录栏目结构及内容设计

根据《目录》附件6对急救中心信息公开基本目录的内容要求，急救中心信息公开目录栏目结构可分为信息类别、信息分类、信息名称三级，基于《目录》附件6急救中心信息公开基本目录的急救中心信息公开网站信息公开目录栏目结构及内容设计，如图4-6[20]所示。

信息类别一级栏目包括急救中心资质类信息和急救中心服务类信息，信息分类二级栏目和信息名称三级栏目则按急救中心资质类和急救中心服务类分别设计，其中急救中心资质类信息二级栏目包括机构及人员识别、价格共两类，急救中心服务类信息二级栏目包括急救服务、行风与投诉、科普健教、便民服务共四类。机构及人员识别包括的三级栏目有机构信息、人员识别；价格包括的三级栏目是服务价格；急救服务包括的三级栏目有呼叫须知、服务范围、服务流程、派车原则、转送原则、特色服务、车辆甄别、急救设备；行风与投诉包括的三级栏目有招标采购、行风建设、投诉途径、纠纷处理；科普健教包括的三级栏目有急救科普、健康教育；便民服务包括的三级栏目有咨询服务、特殊人群、其他信息。需要说明的是，《目录》附件6急救中心信息公开基本目录备注中明确急救中心、急救站等按照此目录执行。

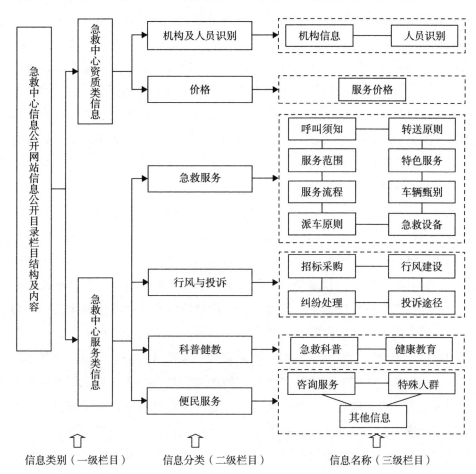

图4-6　急救中心信息公开网站的信息公开目录栏目结构及内容设计

急救中心信息公开网站信息公开目录下各三级栏目包括的基本内容分别如下：

对机构及人员识别二级栏目而言，机构信息三级栏目的信息列表展示基本信息内容包括机构执业许可证情况、执业范围及机构基本信息等；人员识别三级栏目的信息列表展示基本信息内容包括急救人员姓名标识等。

对价格二级栏目而言，服务价格三级栏目的信息列表展示基本信息内容包括急救车使用、院前急救、院前危急重症抢救及其他服务项目、价格计价标准等。

对急救服务二级栏目而言，呼叫须知三级栏目的信息列表展示基本信息内容包括正确拨打120的具体流程、方法及提供呼叫者需要告知的内容情况等；服务范围三级栏目的信息列表展示基本信息内容包括本机构服务区域范围，分站的设置情况，服务区域内人群的基本情况，重点人群接受服务的人数等；服务流程三级栏目的信息列表展示基本信息内容包括接诊、急救、抢救、转运流程等；派车原则三级栏目的信息列表展示基本信息内容包括派车车次、主要病种排序等依法应当公开的统计数据，120指挥调度中心调派急救车原则介绍；转送原则三级栏目的信息列表展示基本信息内容包括急救转送原则和相关法律法规、政策规定；特色服务三级栏目的信息列表展示基本信息内容包括大众急救培训、大会医疗保障、急救呼叫器、航空急救、水上急救等，包括简介信息、课程、收费、联系方式、急救知识等；车辆甄别三级栏目的信息列表展示基本信息内容包括两方面，一是本机构急救车辆的总体情况，如种类、数量、分布等，二是本机构急救车辆的识别情况，如统一标识、车号、编号及特征等；急救设备三级栏目的信息列表展示基本信息内容包括急救车配备仪器名称等。

对行风与投诉二级栏目而言，招标采购三级栏目的信息列表展示基本信息内容包括执行政府采购依法应当公开的相关信息；行风建设三级栏目的信息列表展示基本信息内容包括行风建设及廉洁从业九项准则相关规定；投诉途径三级栏目的信息列表展示基本信息内容包括投诉处理程序、地点、接待时间和联系方式等；纠纷处理三级栏目的信息列表展示基本信息内容包括解决医疗纠纷的合法途径以及相关部门（如医调委）地点、联系方式等。

对科普健教二级栏目而言，急救科普三级栏目的信息列表展示基本信息内容包括急救科普知识及宣教等；健康教育三级栏目的信息列表展示基本信息内容既包括开展急救知识科普、技能培训等健康教育活动的时间、内容、地点等，又包括无烟医疗卫生机构建设制度及管理办法。

对便民服务二级栏目而言，咨询服务三级栏目的信息列表展示基本信息内容包括咨询服务设置情况，包括咨询台（窗口）标识、路线、在线咨询服务等；特殊人群三级栏目的信息列表展示基本信息内容包括对老年人、残疾人、特殊困难群体等特殊人群提供的服务；其他信息三级栏目的信息列表展示基本信息内容包括相关主管部门规定的其他需要主动公开的信息。

4.5.7 血站信息公开目录栏目结构及内容设计

根据《目录》附件7对血站信息公开基本目录的内容要求，血站信息公开目录栏目结构可分为信息类别、信息分类、信息名称三级，基于《目录》附件7血站信息公开基本目录的血站信息公开网站信息公开目录栏目结构及内容设计，如图4-7[21]所示。

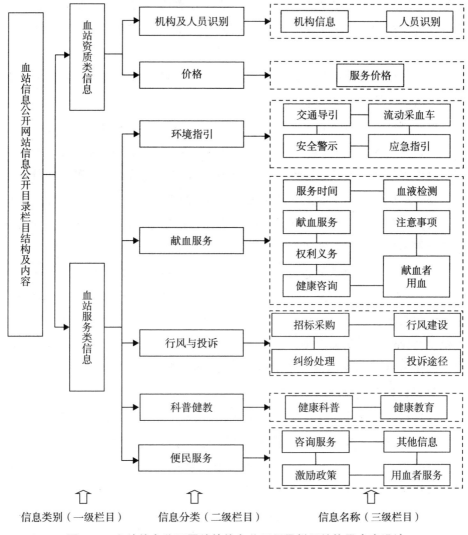

图4-7 血站信息公开网站的信息公开目录栏目结构及内容设计

信息类别一级栏目包括血站资质类信息和血站服务类信息，信息分类二级栏目和信息名称三级栏目则按血站资质类和血站服务类分别设计，其中血站资质类信息二级栏目包括机构及人员识别、价格共两类，血站服务类信息二级栏目包括环境指引、献血服务、行风与投诉、科普健教、便民服务共五类。机构及人员识别包括的三级栏目有机构信息、人员识别；价格包括的三级栏目是服务价格；环境指引包括的三级栏目有交通导引、流动采血车、安全警示、应急指引；献血服务包括的三级栏目有服务时间、献血服务、权利义务、健康咨询、血液检测、献血者用血、注意事项；行风与投诉包括的三级栏目有招标采购、行风建设、投诉途径、纠纷处理；科普健教包括的三级栏目有急救科普、健康教育；便民服务包括的三级栏目有咨询服务、用血者服务、激励政策、其他信息。

血站信息公开网站信息公开目录下各三级栏目包括的基本内容分别如下：

对机构及人员识别二级栏目而言，机构信息三级栏目的信息列表展示基本信息内容包括《血站执业许可证》、执业范围及机构基本信息等；人员识别三级栏目的信息列表展示基本信息内容包括采血人员姓名（或工号）标识等。

对价格二级栏目而言，服务价格三级栏目的信息列表展示基本信息内容包括收费项目、收费标准和收费依据。

对环境指引二级栏目而言，交通导引三级栏目的信息列表展示基本信息内容包括固定采血点（室）路线指引、周边公共交通线路、周边停车场位置、车辆入口与出口指示、行车指引等；流动采血车三级栏目的信息列表展示基本信息内容包括流动采血车设置地点、联系人和联系方式等；安全警示三级栏目的信息列表展示基本信息内容包括服务场所安全（防火、防盗、安检等）警示标识及危险提示标志等；应急指引三级栏目的信息列表展示基本信息内容包括突发事件的应急疏散和安全通道路线、指引标牌、路线等。

对献血服务二级栏目而言，服务时间三级栏目的信息列表展示基本信息内容包括中心、站（点）、采血车开展采血服务的时间（含节假日）；献血服务三级栏目的信息列表展示基本信息内容包括献血流程、献血服务热线、献血须知；权利义务三级栏目的信息列表展示基本信息内容包括献血者的体检、献血者应遵守的献血规定等；健康咨询三级栏目的信息列表展示基本信息内容包括窗口设立联系方式、科普宣传、健康教育；血液检测三级栏目的信息列表展示基本信息内容包括血液检测的主要项目；献血者用血三级栏目的信息列表展示基本信息内容包括献血者本人及亲属临床用血相关政策、费用减免流程等；注意事项三级栏目的信息列表展示基本信息内容包括献血前后的注意事项。

对行风与投诉二级栏目而言，招标采购三级栏目的信息列表展示基本信息内容包括执行政府采购依法应当公开的相关信息；行风建设三级栏目的信息列表展示基本信息内容包括行风建设及廉洁自律相关规定；投诉途径三级栏目的信息列表展示基本信息内容包括投诉处理程序、地点、接待时间和联系方式等；纠纷处理三级栏目的信息列表展示基本信息内容包括解决纠纷的合法途径以及相关部门地点、联系方式等。

对科普健教二级栏目而言，健康科普三级栏目的信息列表展示基本信息内容包括献血、输血与健康方面的科普知识，血液储存、使用科普知识；健康教育三级栏目的信息列表展示基本信息内容既包括开展科普健康教育时间、内容、地点，又包括无烟医疗卫生机构建设制度及管理办法。

对便民服务二级栏目而言，咨询服务三级栏目的信息列表展示基本信息内容包括咨询服务设置情况，包括咨询台（窗口）标识、路线，在线咨询服务等；用血者服务三级栏目的信息列表展示基本信息内容包括用血流程、注意事项、稀缺血液登记等；激励政策三级栏目的信息列表展示基本信息内容包括无偿献血表彰和激励政策的相关信息等；其他信息三级栏目的信息列表展示基本信息内容包括相关主管部门规定的其他需要主动公开的信息。

4.5.8 其他公共卫生机构信息公开目录栏目结构及内容设计

其他公共卫生机构是指除医院、基层医疗卫生机构、妇幼保健机构、疾病预防控制中心、健康教育机构、急救中心、血站之外的医疗卫生机构。根据《目录》附件8对其他公共卫生机构信息公开基本目录的内容要求，其他公共卫生机构信息公开目录栏目结构可分为信息类别、信息分类、信息名称三级，基于《目录》附件8其他公共卫生机构信息公开基本目录的其他公共卫生机构信息公开网站信息公开目录栏目结构及内容设计，如图4-8[22]所示。

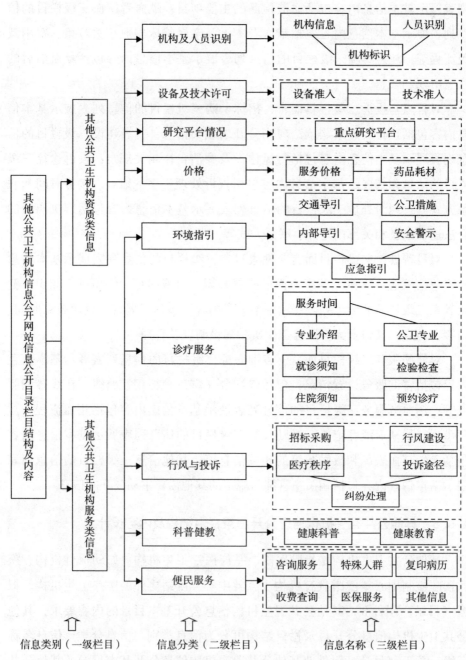

图4-8 其他公共卫生机构信息公开网站的信息公开目录栏目结构及内容设计

信息类别一级栏目包括其他公共卫生机构资质类信息和其他公共卫生机

构服务类信息，信息分类二级栏目和信息名称三级栏目则按其他公共卫生机构资质类和其他公共卫生机构服务类分别设计，其中其他公共卫生机构资质类信息二级栏目包括机构及人员识别、设备及技术许可、研究平台情况、价格四类，其他公共卫生机构服务类信息二级栏目包括环境指引、诊疗服务、行风与投诉、科普健教、便民服务共五类。

机构及人员识别包括的三级栏目有机构信息、机构标识、人员识别；设备及技术许可包括的三级栏目有设备准入、技术准入；研究平台情况包括的三级栏目有重点研究平台；价格包括的三级栏目是服务价格和药品耗材；环境指引包括的三级栏目有交通导引、内部导引、公卫措施、安全警示、应急指引；诊疗服务包括的三级栏目有服务时间、专业介绍、就诊须知、住院须知、预约诊疗、检验检查、公卫专业；行风与投诉包括的三级栏目有招标采购、行风建设、医疗秩序、投诉途径、纠纷处理；科普健教包括的三级栏目有健康科普、健康教育；便民服务包括的三级栏目有咨询服务、特殊人群、收费查询、医保服务、复印病历、其他信息。需要说明的是，《目录》附件8其他公共卫生机构信息公开基本目录备注中明确职业病防治院、血吸虫病防治院、皮肤病防治院等其他专科疾病防治院（所/站）等按照此目录执行。

其他公共卫生机构信息公开网站信息公开目录下各三级栏目包括的基本内容分别如下：

对机构及人员识别二级栏目而言，机构信息三级栏目的信息列表展示基本信息内容包括《医疗机构执业许可证》、诊疗科目、机构的设置依据及相关情况、负责人情况、机构基本情况等；机构标识三级栏目的信息列表展示基本信息内容包括等级评审、医保定点、教学任务等名称标识；人员识别三级栏目的信息列表展示基本信息内容包括由姓名、科室（部门）等构成的医护、行政及后勤等人员标识。

对设备及技术许可二级栏目而言，设备准入三级栏目的信息列表展示基本信息内容包括对用于医疗服务的大型医用设备配置许可等；技术准入三级栏目的信息列表展示基本信息内容包括核准开展的各项诊疗、公共卫生技术及特殊临床检验项目的名称及有效期等。

对研究平台情况二级栏目而言，重点研究平台三级栏目的信息列表展示基本信息内容包括国家级、省级、市级等临床研究中心、工程研究中心、重点实验室等研究平台等。

对价格二级栏目而言，服务价格三级栏目的信息列表展示基本信息内容包括医疗、公卫服务项目、价格及计价标准等；药品耗材三级栏目的信息列表展示基本信息内容包括药品、医用耗材品规及价格等。

对环境指引二级栏目而言，交通导引三级栏目的信息列表展示基本信息内容包括机构周边的公共交通线路、车辆入口与出口指示、院内停车场、院内行车指引、停车收费标识等；内部导引三级栏目的信息列表展示基本信息内容包括各科室（部门）的名称、位置及指引标识、急诊"绿色通道"指引标识等；公卫措施三级栏目的信息列表展示基本信息内容包括公共卫生预防控制相关信息、落实政府应急处置措施的相关信息等；安全警示三级栏目的信息列表展示基本信息内容包括服务场所安全（防火、防盗、安检等）警示标识及危险提示标志等；应急指引三级栏目的信息列表展示基本信息内容包括突发事件的应急疏散和安全通道路线、指引标牌、路线等。

对诊疗服务二级栏目而言，服务时间三级栏目的信息列表展示基本信息内容包括门诊、急诊服务时间（含节假日），病房探视时间及各项服务的办理时间等；专业介绍三级栏目的信息列表展示基本信息内容包括专业方向，临床、检验、检查等专业服务项目名称及特色服务的相关内容等；就诊须知三级栏目的信息列表展示基本信息内容包括门诊、急诊就诊流程，就诊期间应知晓的相关事务、注意事项及应遵守的规章制度等；住院须知三级栏目的信息列表展示基本信息内容包括办理住院的手续及流程、住院期间应知晓的相关事务、注意事项及应遵守的规章制度等；预约诊疗三级栏目的信息列表展示基本信息内容包括需要或可以预约的挂号、诊疗、临床检验、检查等的预约途径、流程、方法及注意事项等；检验检查三级栏目的信息列表展示基本信息内容包括进行临床检验、超声影像等辅助检查的流程、须知、注意事项，报告获取时间及方式等；公卫专业三级栏目的信息列表展示基本信息内容包括两方面，一是按规定开展职业病、地方病诊断、职业健康检查、精神病诊断、结核病防治、皮肤病防治等其他专科疾病防治信息，二是职业病、放射性职业病、地方病等环境危害因素监测与控制、食品安全和食源性疾病预防控制、营养监测与营养改善、学生常见病和相关危害因素控制。

对行风与投诉二级栏目而言，招标采购三级栏目的信息列表展示基本信息内容包括执行政府采购依法应当公开的相关信息；行风建设三级栏目的信息列表展示基本信息内容包括行风建设及廉洁从业九项准则相关规定；医疗秩序三级栏目的信息列表展示基本信息内容包括为维护正常医疗秩序患者应当遵守的相关法律、法规、规定及注意事项等；医疗秩序三级栏目的信息列表展示基本信息内容包括为维护正常医疗秩序患者应当遵守的相关法律、法规、规定及注意事项等；投诉途径三级栏目的信息列表展示基本信息内容包括投诉处理程序、地点、接待时间和联系方式等；纠纷处理三级栏目的信息列表展示基本信息内容包括解决医疗纠纷的合法途径以及相关部门（如医调委）地点、联系方式等。

对科普健教二级栏目而言，健康科普三级栏目的信息列表展示基本信息内容包括公共卫生、职业健康及疾病防治等科普知识；健康教育三级栏目的信息列表展示基本信息内容包括两部分：一是常见公共卫生疾病防治等健康教育活动的时间、内容、地点等，二是无烟医疗卫生机构建设制度及管理办法。

对便民服务二级栏目而言，咨询服务三级栏目的信息列表展示基本信息内容包括咨询服务设置情况，包括咨询台（窗口）标识、路线，在线咨询服务等；特殊人群三级栏目的信息列表展示基本信息内容包括军人、残疾人、老年人等特殊人群优先服务窗口标识等；收费查询三级栏目的信息列表展示基本信息内容包括查询的方法、流程、地点和导引路线等；医保服务三级栏目的信息列表展示基本信息内容包括医保支付、报销流程、地点、导引等；复印病历三级栏目的信息列表展示基本信息内容包括病历复印的流程、地点、导引路线和收费说明等；其他信息三级栏目的信息列表展示基本信息内容包括相关主管部门规定的其他需要主动公开的信息。

[参考文献]

[1] 吴信东，叶明全，胡东辉，等. 普适医疗信息管理与服务的关键技术与挑战[J]. 计算机学报，2012，35（5）：827-845.

[2] 朱雷. 我国医院网站医疗信息服务综合评价模型及实证研究[D]. 长沙：中南大学，2010.

[3] 王金磊，苏琪琪. 国有企业信息公开与社会监督：实施现状与推进建议 [J]. 财务与会计，2021（2）：47-50.

[4] 相海泉. 医院网站，不只是张名片 [J]. 中国信息界（e 医疗），2013（4）：27-31.

[5] 关于广州艾力彼 [EB/OL]. [2022-03-19]. https://www.ailibi.com/web/index.

[6] 王永莲. 卫生信息化与卫生信息公开的关系探究 [J]. 中华全科医学，2013，11（10）：1635-1636.

[7] 广州艾力彼医院管理研究中心. 智慧医院 HIC500 强（2020 届）[EB/OL]. [2022-03-19]. https://www.ailibi.com/web/rank.

[8] 广州艾力彼医院管理研究中心. 智慧医院 HIC [EB/OL]. [2022-03-19]. https://www.ailibi.com/web/SmartHospital?TYPE_ID=HIC1.

[9] 庄一强. 《医院蓝皮书》2020 年智慧医院 HIC500 强 [EB/OL]. [2022-03-19]. https://www.cn-healthcare.com/articlewm/20210418/content-1211421.html.

[10] 张佩佩，张丽军. 基于公立医院使命管理信息公开评价体系研究 [J]. 中国医院管理，2012，32（2）：27-28.

[11] 中华人民共和国政府信息公开条例（中华人民共和国国务院令第 711 号）[EB/OL]. [2021-10-19]. http://www.gov.cn/zhengce/content/2019-04/15/content_5382991.htm?tdsourcetag=s_pcqq_aiomsg.

[12] 国务院办公厅关于印发《公共企事业单位信息公开规定制定办法》的通知（国办发〔2020〕50 号）[EB/OL]. [2022-01-06]. http://www.gov.cn/zhengce/content/2020-12/21/content_5571847.htm.

[13] 关于印发医疗卫生机构信息公开管理办法的通知（国卫办发〔2021〕43 号）[EB/OL]. [2022-01-06]. http://www.gov.cn/zhengce/zhengceku/2022-01/05/content_5666487.htm.

[14] 国家卫生健康委办公厅关于印发医疗卫生机构信息公开基本目录的通知（国卫办政务发〔2022〕1 号）[EB/OL]. [2022-01-27]. http://www.nhc.gov.cn/bgt/s7693/202201/9429a235ed414d019ebccaa7ac2aae5a.shtml.

[15] 医院信息公开基本目录 [EB/OL]. [2022-01-27]. http://www.nhc.gov.cn/bgt/s7693/202201/9429a235ed414d019ebccaa7ac2aae5a/files/991616ab8b5

54a7f8d8abd393f46c10c.pdf.

[16] 基层医疗卫生机构信息公开基本目录[EB/OL].[2022-01-27].http://www.nhc.gov.cn/bgt/s7693/202201/9429a235ed414d019ebccaa7ac2aae5a/files/850c1f3156ff4778a37e71e47ad5ac0b.pdf.

[17] 妇幼保健机构信息公开基本目录[EB/OL].[2022-01-27].http://www.nhc.gov.cn/bgt/s7693/202201/9429a235ed414d019ebccaa7ac2aae5a/files/89323ddc0b0146809f5b0edc6e9f06f9.pdf.

[18] 疾病预防控制中心基本目录[EB/OL].[2022-01-27].http://www.nhc.gov.cn/bgt/s7693/202201/9429a235ed414d019ebccaa7ac2aae5a/files/3c6744f31d4d4bb3bad136c51a7bcf56.pdf.

[19] 健康教育机构信息公开基本目录[EB/OL].[2022-01-27].http://www.nhc.gov.cn/bgt/s7693/202201/9429a235ed414d019ebccaa7ac2aae5a/files/e778d81a2c3a44e5a734d44cfb941b44.pdf.

[20] 急救中心信息公开基本目录[EB/OL].[2022-01-27].http://www.nhc.gov.cn/bgt/s7693/202201/9429a235ed414d019ebccaa7ac2aae5a/files/187ee5c6a7c44722924e5561a5c08adf.pdf.

[21] 血站信息公开基本目录[EB/OL].[2022-01-27].http://www.nhc.gov.cn/bgt/s7693/202201/9429a235ed414d019ebccaa7ac2aae5a/files/e40a5f5860034a808ca8854d58b59fdf.pdf.

[22] 其他公共卫生机构信息公开基本目录[EB/OL].[2022-01-27].http://www.nhc.gov.cn/bgt/s7693/202201/9429a235ed414d019ebccaa7ac2aae5a/files/a142c951af4e4a5892170348469c8bce.pdf.

第 5 章

医疗卫生信息公开政策研究

信息公开政策越来越受到信息政策研究者的关注。从研究内容看，目前医疗卫生信息公开政策研究是卫生信息政策研究领域的主要研究主题之一；从政策归属看，医疗卫生信息公开政策是卫生信息政策体系的组成内容之一。本章侧重从政策视角出发对医疗卫生信息公开问题进行探索性研究，主要内容涉及基于计量视角的卫生信息政策研究领域分析、医疗卫生信息公开政策研究背景分析、医疗卫生信息公开政策基本研究框架分析、医疗卫生信息公开政策制定协同动力模型分析、医疗卫生信息公开政策评价框架分析。

5.1 计量视角下卫生信息政策研究分析

信息政策在信息产业发展过程中起着保障与促进作用[1]，也是对国家信息活动进行宏观管理的重要手段[2]。卫生信息政策在医疗卫生信息化建设与发展中占有重要地位，是卫生信息事业健康发展的重要保障支撑手段。信息政策研究作为信息管理学科的人文维度之一，也是政策科学理论指导下的一种应用研究[3]。开展卫生信息政策研究丰富和深化着人文维度在卫生信息管理领域的应用实践。伴随着医疗卫生信息化的快速发展，特别是各种信息技术与医疗卫生领域工作的深度融合，卫生信息政策及其相关问题也受到越来越多研究者的关注。目前卫生信息政策领域的研究力量及其分布情况呈现出何种特征？目前该领域所关注的研究主题以及研究热点主题主要有哪些？从计量视角出发对以上问题进行揭示，以期能为卫生信息政策理论研究与卫生信息政策体系完善提供相应的参考。

5.1.1 数据来源与说明

经过文献数据检索的预调查结果，选择 CNKI 平台和万方数据知识服务平台两个文献数据库平台作为数据来源，并根据两大平台专业检索方面的差异分别构建相应检索式来检索卫生信息政策研究领域文献。为确保检索结果的准确性和相关性，在构建相应检索式时选择标题或题名字段。

CNKI 平台专业检索表达式：（（TI='信息' OR TI='数据'）AND（TI='卫生' OR TI='健康' OR TI='医药' OR TI='医疗' OR TI='医院'）AND TI='政策'）OR（（TI='电子病历' OR TI='远程医疗' OR TI='智慧医疗' OR TI='智慧医院' OR TI='智慧区域医疗' OR TI='移动医疗' OR TI='电子健康档案' OR TI='互联网+医疗' OR TI='互联网医疗' OR TI='医疗互联网'）AND TI='政策'）。检索范围限定为学术期刊，不勾选中英文扩展与同义词扩展，不限定文献发表时间，检索结果为 118 篇文献（检索时间为：2021 年 2 月 5 日），排除新闻报道、重复文献以及不相关文献后，剩余 61 篇文献。

万方数据知识服务平台专业检索表达式：（（（题名:("信息") or 题名:("数据")) and （题名:("卫生") or 题名:("健康") or 题名:("医药") or 题名:("医疗") or 题名:("医院")) and 题名:("政策")) or ((题名:("电子病历") or 题名:("远程医疗") or 题名:("智慧医疗") or 题名:("智慧医院") or 题名:("智慧区域医疗") or 题名:("移动医疗") or 题名:("电子健康档案") or 题名:("互联网+医疗") or 题名:("医疗互联网") or 题名:("互联网医疗")) and 题名:("政策"))。检索文献类型限定为期刊论文，不勾选中英文扩展与主题词扩展，不限定文献发表时间，检索结果为 150 篇文献（检索时间为：2021 年 2 月 5 日），排除新闻报道、重复文献以及不相关文献后，剩余 66 篇文献。

将两大检索平台检索结果清洗后的127篇文献（CNKI平台包含61篇文献，WANFANG DATA平台包含66篇文献）进行数据去重处理，最后获得73篇文献数据作为本节的数据分析集合。从分析数据的文献年度分布看，卫生信息政策研究领域的文献增长整体上呈现出十分缓慢的状态。2010年以前仅累计7篇文献（该时间段可认为是卫生信息政策研究的起步阶段），2010—2016年学界对卫生信息政策研究领域关注度有所上升并在该时间段累计了23篇文献（该时间段可认为是卫生信息政策研究的摸索阶段）；2017年至今，卫生信息政策研究领域表现出较为明显的增长态势（该时间段累计超过40篇文献，由于检索时间的原因，分析数据中仅包含2021年的1篇文献）：从2017年的5篇增加到2018年的8篇，再从2019年的10篇增长到2020年的19篇，从本数据分析集合看，该阶段可认为是卫生信息政策研究的发展阶段，该领域研究热度呈现出逐步提升的态势。

5.1.2 领域研究力量分布分析

（1）期刊情报源分析

对某一研究领域重要期刊情报源进行分析，可从期刊的学科归属视角来呈现相应领域研究力量在学科层面的宏观分布情况[4]。分析发现，73篇文献共涉及52种期刊，刊均载文量偏低（约1.4篇）。从发文量看，有5种期刊刊发了相对较多的卫生信息政策研究文献，分别是《中国医院》（载文量为5篇）、《中国卫生信息管理杂志》（载文量为4篇）、《医学信息学杂志》（载文量为4篇）、《中国卫生事业管理》（载文量为3篇）、《中国全科医学》（载文量为3篇）。统计分析发现，12种期刊（约占期刊总数的23.08%）刊载了33篇该领域文献（约占总文献量的45.21%），而40种期刊（约占期刊总数的76.92%）仅分别刊载1篇该领域文献。可见，从期刊来源分布看，卫生信息政策研究成果分布较为分散，还未形成该领域的核心期刊情报源。卫生信息政策的本质是相关政策在卫生信息领域的应用与拓展[5]。开展卫生信息政策研究既能拓展和发展信息政策研究的新视角，又有助于信息政策研究的学科化发展。因此，信息管理类学术期刊以及卫生信息管理类学术期刊应多关注卫生信息政策领域方面的研究成果，不断推进卫生信息政策研究核心期刊情报源的形成。

(2) 研究作者及其合作分析

数据显示，在仅统计第一作者的情况下，73 篇文献共涉及 72 位作者，仅郑大喜发表过 2 篇文献，其余 71 位作者均只发表过 1 篇文献。在不区分作者署名顺序的情况下，数据显示 73 篇文献共涉及 212 位作者，但绝大多数作者仅发表过 1 篇文献（共 206 位作者，约占作者总数的 97.17%），发表 2 篇卫生信息政策研究领域文献的作者仅 6 位，分别是华中科技大学的郑大喜、王珊和沈丽宁，上海市闸北区卫生科技与信息中心的宗文红和蔡佳慧，安徽医科大学的杨善发。可见，目前卫生信息政策研究领域的研究者大多未对该领域进行持续研究，同时该领域的核心作者研究群还未形成。从数据分析集合中研究者合作情况看，目前卫生信息政策研究领域文献以合作研究为主，独立署名发文为辅，表现为 23 篇文献（占比约 31.51%）为独立作者发文，50 篇文献（占比约 68.49%）属于多名作者合作发文。合作发文模式中以 2 人合作发文为主（2 人合作的文献为 15 篇，占比约 20.55%），3 人合作的文献为 8 篇（占比约 10.96%），4 人合作的文献为 9 篇（占比约 12.33%），5 人合作的文献为 9 篇（占比约 12.33%），6 人合作的文献为 5 篇（占比约 6.85%），7 人合作的文献为 2 篇（占比约 2.7%），8 人合作的文献为 2 篇（占比约 2.7%）。可见，卫生信息政策研究领域的学者间科研合作模式已初步形成。

5.1.3 研究主题分析

由作者关键词分析发现，73 篇文献共涉及 214 个作者关键词，篇均作者关键词约为 3，其中 176 个作者关键词（约占总作者关键词数的 82.24%）频次仅为 1（词频数值约为总作者关键词词频总数的 60.07%）；21 个作者关键词（约占总作者关键词数的 9.81%）频次＝2（词频数值约为总作者关键词词频总数的 14.33%）；7 个作者关键词（约占总作者关键词数的 3.27%）频次＝3（词频数值约为总作者关键词词频总数的 7.17%）；仅 10 个作者关键词频次≥4。可见，目前该研究领域的高频关键词集还未明显形成。本数据分析集合显示，卫生信息政策研究领域存在大量的低频次作者关键词，这可能表明该研究领域在研究主题内容上较为分散多样，以及部分研究主题在内容上的研究深度与持续度不够（对于部分出现较早的研究主题内容应加强持续性关注与深入研究）。当然，造成该现象还有可能是因为该领域研究者对同一研究主题内容存在理解与用词表达等方面的不一致,特别是部分出现较晚的新兴研究主题内容。除去"政策""政策分析""法律"等作者关键词外,余下词频相对较高的作者关键词主要有:远程医疗(词频=12)、大数据(词频=5)、互联网医疗(词频=4)、医疗服务(词频=4)、健康医疗大数据(词频=4)、互联网+医疗(词频=4)、信息公开(词频=4)。从这些作者关键词看,目前卫生信息政策所关注的研究热点主要涉及远程医疗、"互联网+医疗"、健康医疗大数据、信息公开等政策研究。

为从期刊文献内容主题层面来探讨卫生信息政策研究主题,笔者从内容层面对73篇卫生信息政策研究期刊文献进行主题分类(见表5-1)。表5-1显示,目前卫生信息政策研究主题呈现出较多元化的现象,内容上主要涉及"互联网+医疗"政策、远程医疗政策、健康医疗大数据政策、医疗卫生信息公开政策、卫生信息化建设政策、医院信息化政策、卫生信息政策内容与体系、电子健康档案政策、电子病历政策九大研究主题。从表5-1中各研究主题的占比看,"互联网+医疗"政策、远程医疗政策、健康医疗大数据政策、医疗卫生信息公开政策是近年来卫生信息政策研究领域中受到较多关注的领域研究主题(该四大研究主题期刊文献量49篇,约占领域期刊文献分析总数的67.12%),且从该四大研究主题相应的文献发表时间看(占四大研究主题期刊文献总数约79.59%的39篇文献发表于2016年及以后),以"互联网+医疗"政策、远程医疗政策、健康医疗大数据政策、医疗卫生信息公开政策为主题的研究内容是目前卫生信息政策研究领域的研究热点主题。

表5-1 卫生信息政策研究领域期刊论文主题分布表

序号	主题分类	期刊文献量(篇)	占百分比(%)
1	"互联网+医疗"政策	15	20.55
2	远程医疗政策	13	17.81
3	健康医疗大数据政策	12	16.44
4	医疗卫生信息公开政策	9	12.33
5	卫生信息化建设政策	8	10.96
6	医院信息化政策	8	10.96
7	卫生信息政策内容与体系	4	5.48

续表

序号	主题分类	期刊文献量（篇）	占百分比（%）
8	电子健康档案政策	2	2.74
9	电子病历政策	2	2.74
	合计	73	100.00

(1)"互联网+医疗"政策研究

"互联网+医疗健康"是互联网助力医疗健康行业创新发展的新实践路径，也是以传统医疗健康服务为基础并结合应用互联网等信息技术而产生的新型医疗健康服务业态。要实现"互联网+医疗健康"领域的规范有序创新健康发展，离不开相应政策层面上的引导规范，特别是完善的领域政策体系作为支撑。为更好地促进"互联网+医疗健康"发展，应从以下四个方面来进一步实现政策保障层面的引导规范[6]：推动完备的体系建设、健全完备的配套制度、推进规范的管理机制、加大宣传推广力度。从互联网医疗政策的执行问题看，也亟须建立健全互联网医疗政策法规体系来系统推动"互联网+医疗健康"行业规范发展[7]。及时建立健全促进互联网医疗保健信息服务发展的政策体系，并制订完善相关配套政策既是实现完善"互联网+医疗健康"支撑体系的重要举措，也是实现"互联网+医疗健康"服务领域有序可持续发展的关键保障。结合我国"互联网+医疗"的发展形态、行业特征及其发展中存在的相关问题，可主要从法律环境、准入政策、价格政策、安全管理政策以及行业监管政策等几个方面入手来建立促进"互联网+医疗"发展的政策体系[8]。从核心性、依存性、水平性三个维度出发，"互联网+医疗"政策体系框架中应主要包括信息资源管理与应用、服务体系、技术创新与产业发展等方面政策[9]。从"互联网+医疗"政策综合分析看，该领域政策呈现出多主体和体系化发展趋势，并在政策上强调"互联网+医疗"的服务特性[10]。有研究还从政策内容量化视角对"互联网+医疗健康"政策文本进行分析，并提出应增加需求型、环境型政策工具的使用以及仍需进一步完善和细化相关政策体系等建议[11]。笔者认为，应围绕该新兴医疗健康服务业态的"目标、问题与需求"三个方面来健全与完善"互联网+医疗健康"政策体系框架，并同时考虑如何科学合理地在该政策体系框架中嵌入领域相关配套政策。而在具体政策内容制定上，应充分应用健康信息服务理念，并重点关注信息通信技术以及互联网平台如何与医疗健康服务（诊断治疗、健康管理等）实现跨界的深入融合，不断促进医疗健康服务新生态的创新发展。

(2) 远程医疗政策研究

作为互联网医疗服务项目之一，远程医疗这种新型医疗服务模式能在一定程度上缓解医疗资源分布不均衡等问题，在推动医疗机构高质量发展远程医疗服务的过程中离不开相应政策法规层面的导向与保障。政策法律是影响远程医疗发展的重要因素，加强远程医疗相关政策法律研究对远程医疗发展具有重要意义[12]。远程医疗的健康发展离不开政策法规保障作用的发挥，滞后且不完善的政策法规保障严重制约着远程医疗服务的建设使用与发展普及。远程医疗相关政策法规不完善、不健全是影响远程医疗政策执行的因素之一[13]。从新医改背景下卫生信息化发展与趋势看，建立和完善远程医疗相关法律法规及政策保障也是适应卫生信息化发展的需要[14]。从远程医疗发展中存在的问题看，远程医疗政策应加强科技政策的完善、医疗政策的完善、产业政策的构建与完善[15]。远程医疗政策还应关注远程医疗的四个方面问题[16]：适用条件、诊疗手段、资质管理、信息安全。从政策文件内容分析结果看，政策工具和政策目标价值的二维整合问题应在制定和实施远程医疗政策时给予充分考虑，使得远程医疗政策工具类型和远程医疗政策工具目标价值之间的协调性更好[17]。为更好地为远程医疗服务的优质高效提供相应政策支撑，可从服务内容、服务流程、服务质量评估三个方面出发构建远程医疗政策体系。

(3) 健康医疗大数据政策研究

伴随着新一代信息技术在健康医疗领域的应用拓展与融合发展，健康医疗大数据正日益成为重要的基础性战略资源，大数据思维不断催生着新型健康医疗服务模式并对健康医疗管理模式进行创新性变革。构建科学完善的健康医疗大数据政策体系是推进和规范健康医疗大数据应用行业快速发展的重要环境支撑。目前我国健康医疗大数据政策呈现出纵深化发展趋势，该领域政策内容结构应进一步优化，特别是增加需求型政策的应用，并积极提升相应政策的靶向精准度[18]。健康医疗数据与信息资源的开放共享能有效助推健康医疗大数据应用发展，但还应思考如何加强健康医疗数据与信息资源的安全保护问题，强化健康医疗大数据应用过程中的隐私泄露风险意识与数据安全风险意识。大数据从本质上要求信息开放，而信息开放又涉及隐私保护问题，大数据带来的安全和隐私问题是大数据研究热点之一[19]。健康领域正成为大数据应用的重要场所，大数据在健康领域的应用也离不开相应的安全和隐私问题，健康大数据的隐私保护与数据安全问题也是健康大数据领域所关注的热点主题[20]。强化开放共享与安全保护两者的协同视角来科学构建健康医疗数据与信息资源政策体系，是实现健康医疗大数据应用高质量发展的重要保障。

（4）医疗卫生信息公开政策研究

医疗卫生信息公开既能强化信息披露与公开监督，又能为医疗卫生机构开展信息服务提供保障，在提升医疗卫生治理现代化水平过程中应加强医疗卫生信息公开制度建设。卫生行政机构信息公开政策的实施与强化医疗服务监管的实现是深化卫生管理体制改革、保障医疗卫生业务机构良性运作的根本举措[21]。医疗服务信息披露成为医疗服务监管有效工具的关键在于披露信息嵌入医院管理者和患者行为的作用机制[22]。医疗卫生信息公开政策治理的关注点应着力于消除医疗卫生服务过程中医疗服务供给方与医疗服务需求方之间的信息不对称，进而对医疗服务供给方的决策行为以及医疗服务需求方的决策行为产生积极影响。医疗卫生信息公开政策作为对医疗卫生服务制度建设要求的积极回应，也是对医疗卫生单位服务过程中各类信息资源进行有效管理的保障手段。根据医疗服务信息披露管制所应具备的医患互动机制，相应的配套支持政策体系的设计构建应包括保障患者就医决策权方面的政策、保障披露信息嵌入患者决策方面的政策、保障披露信息嵌入医院决策方面的政策[23]。深化医疗卫生领域信息公开工作需要不断完善医疗卫生信息公开政策体系，应着重考虑如下内容：多元化主体对医疗卫生领域的差异化信息需求、加强与医疗卫生信息安全保护工作的协同力度、有利于提高社会监督能力与公众参与监督的积极性。

5.1.4 研究总结与研究展望

从本数据分析集合看，卫生信息政策研究领域文献增长整体上呈现出十分缓慢的状态，从2017年开始，该领域表现出较为明显的增长态势。数据显示,从期刊与作者两个视角的研究力量分布结果看,卫生信息政策研究的核心期刊情报源和核心作者研究群均未形成,但从作者合作情况看,目前该领域多人合作科研模式已初步形成。为了更好地推动卫生信息政策领域的研究与实践工作,相关期刊与研究者应加强对该领域的研究关注度和研究持续度。结合作者关键词词频和期刊文献内容主题分类结果,目前医疗卫生信息公开政策已成为卫生信息政策研究领域的研究热点主题之一。

5.2 医疗卫生信息公开政策的研究框架与制定协同模型

医疗卫生信息公开政策是政府信息公开政策体系的必要组成内容,本节在分析医疗卫生信息公开政策研究背景基础上探讨了医疗卫生信息公开政策本质内涵,界定了医疗卫生信息公开政策研究对象,从静态和动态两个层面分析了医疗卫生信息公开政策研究内容,并初步构建面向"对象—内容"的医疗卫生信息公开政策基本研究框架,系统分析了医疗卫生信息公开政策制定协同动力因素,并提出了医疗卫生信息公开政策制定协同动力模型[24]。(注:本节的部分内容曾发表于《现代情报》2018年第38卷第2期的"医疗卫生信息公开政策的基本研究框架与制定协同动力模型构建"一文中,经部分修改后纳入本书,见本章的参考文献24。)

5.2.1 医疗卫生信息公开政策研究框架分析

(1) 医疗卫生信息公开政策研究背景

《条例》第五十五条规定[25]:"教育、卫生健康、供水、供电、供气、供热、环境保护、公共交通等与人民群众利益密切相关的公共企事业单位,公开在提供社会公共服务过程中制作、获取的信息,依照相关法律、法规和国务院有关主管部门或者机构的规定执行。全国政府信息公开工作主管部门根据实际需要可以制定专门的规定。前款规定的公共企事业单位未依照相关法律、法规和国务院有关主管部门或者机构的规定公开在提供社会公共服务过程中制作、获取的信息,公民、法人或者其他组织可以向有关主管部门或者机构申诉,接受申诉的部门或者机构应当及时调查处理并将处理结果告知申诉人。"《制定办法》对卫生健康领域的公共企事业单位信息公开相关问题明确了相应要求[26]，《制定办法》第二条规定："国务院有关主管部门应当根据《条例》第五十五条和本办法的要求，制定或者修订教育、卫生健康、供水、供电、供气、供热、环境保护、公共交通等领域的公共企事业单位信息公开规定。"同时，其第四条规定："公共企事业单位信息公开规定适用主体重点包括：具有市场支配地位、公共属性较强、直接关系人民群众身体健康和生命安全的公共企事业单位，或者与服务对象之间信息不对称问题突出、需要重点加强监管的公共企事业单位。"《条例》和《制定办法》对卫生健康领域信息公开制度建设具有重要推动作用。可见，医疗卫生信息公开与政府信息公开具有紧密的关联：一方面，从本质上看，医疗卫生信息公开是政府信息公开在医疗卫生领域的延伸；另一方面，从内容上看，医疗卫生信息公开是政府信息公开体系的组成内容之一。为规范医疗卫生机构的信息公开工作，提高医疗卫生服务水平，方便公民、法人和其他社会组织获得医疗卫生机构的服务信息，根据《条例》以及国务院办公厅《制定办法》规定，国家卫生健康委、国家中医药局和国家疾控局三部门组织制定了《管理办法》[27]，其第九条规定："国家卫生健康委会同国家中医药局、国家疾控局根据本办法规定，另行制定医疗卫生机构信息公开基本目录，并根据实际情况更新调整。医疗卫生机构可根据自身工作需要，制定本机构信息公开目录。"从相互支撑关系来看，医疗卫生信息公开的法律基础是政府信息公开，医疗卫生信息公开是医疗卫生行政部门与服务单位实施和践行《条例》和《制定办法》的具体体现。伴随着医疗卫生改革的深入，作为政府信息公开重要组成部分的医疗卫生信息公开制度建设已成为加快我国医疗卫生信息化建设不可或缺的内容，这也是规范和推动医疗卫生信息公开工作的迫切需要。为贯彻落实《条例》，进一步加强与规范医疗卫生机构信息公开工作，国家卫生健康委会同国家中医药局、国家疾控局组织制定了《目录》[28]，对医院、基层医疗卫生机构、妇幼保健机构、疾病预防控制中心、健康教育机构、急救中心、血站、其他公共卫生机构八类医疗卫生机构信息公开基本目录进行了明确，此举进一步明确了相应医疗卫生服务信息公开工作要求，也进一步规范了医疗卫生服务信息公开工作内容。2015年5月6日，国务院办公厅发布了《国务院办公厅关于城市公立医院综合改革试点的指导意见》（国办发〔2015〕38号，本书中简称为《意见》)[29]，《意见》中关于改革公立医院管理体制部分的第九条明确指出:"加强医院信息公开,建立定期公示制度,运用信息系统采集数据,重点公开财务状况、绩效考核、质量安全、价格和医疗费用等信息。二级以上公立医院相关信息每年向社会公布。"该条规定是公立医院管理体制改革对基于信息公开制度的公立医院多方监管机制完善的要求,《意见》对公立医院信息公开制度的建立提出了明确要求。公立医院作为我国医疗服务体系的主体,也是我国医疗卫生服务机构的重要代表,从医疗卫生服务机构划分视角来看,公立医院信息公开政策是构成医疗卫生信息公开政策体系的重要组成内容。可见,《意见》在一定程度上也为医疗卫生信息公开政策的制定提供了方向。从相互关系看,制定和实施《制定办法》《管理办法》《目录》《意见》,既是对《条例》法律法规相关要求的贯彻落实,也是进一步加强和规范医疗卫生领域信息公开、提高医疗卫生服务工作的透明度、促进医疗卫生服务机构依法执业、主动接受社会监督并和谐医患关系、保障社会公众知情权、提升医院管理水平的必然要求。从内容上看,制定和实施《制定办法》《管理办法》《目录》《意见》,既对医疗卫生服务机构的信息公开给出了明确的要求,也充当着医疗卫生信息公开政策制定与制度构建的重要推动力量。伴随着整个信息化进程的深入和加快,卫生信息化自身的发展也要求卫生信息公开的实现,卫生信息公开是卫生信息化的基础[30]。此外,医疗卫生领域信息公开制度的实现也是医疗卫生服务制度建设的内在需要。医疗服务信息不对称问题的解决迫切需要加强医疗卫生机构服务信息公开,政府卫生行政机构职能及医院服务意识的切实转变和重新定位也要求实现医疗卫生服务信息公开[31]。可见,医疗卫生信息化自身的普及、推广与发展,以及医疗卫生服务制度的建设也都对医疗卫生信息公开政策制定与制度构建提出了内在的迫切要求。

(2) 医疗卫生信息公开政策本质内涵框架

医疗卫生信息公开政策本质内涵作为医疗卫生信息公开政策基础之一,明确医疗卫生信息公开政策的研究背景与本质内涵分析有助于科学化构建医疗卫生信息公开政策基本研究框架。公共信息政策是对政府资源进行有效管理的法律依据和保障,其基本要素包括[32]:作为政策制定主体的政府、信息是政策的客体、规范信息流通作为政策目的,制定法律法规作为政策形式。医疗卫生信息公开政策属于公共信息政策的组成部分,因而医疗卫生信息公开政策可视为是对医疗卫生服务机构在提供医疗卫生服务过程中产生的信息资源进行有效管理的法律依据和保障手段。根据公共信息政策的基本要素构成，可从主体、客体、目标、表现形式四个方面来把握医疗卫生信息公开政策本质内涵。医疗卫生信息公开政策内涵框架如图5-1所示。

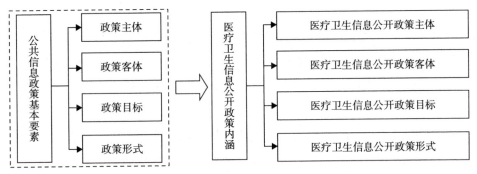

图5-1 医疗卫生信息公开政策内涵框架

如图5-1所示，可从四个方面来理解医疗卫生信息公开政策内涵：一是医疗卫生信息公开政策由特定的主体——政府卫生行政部门所制定及执行；二是医疗卫生信息公开政策客体是医疗卫生服务过程中产生的各类相关信息；三是医疗卫生信息公开政策的政策目标是其特定价值取向的表现，即要实现特定目标——保障公民、法人和其他组织依法获取医疗卫生服务机构信息，提高医疗卫生服务工作的透明度，促进依法行政，通过规范医疗卫生信息流通的实现来充分发挥医疗卫生信息对人民群众生产、生活和经济社会活动的服务作用；四是医疗卫生信息公开政策的表现形式是由政府卫生行政部门为解决医疗卫生信息流通问题以及调整相关利益关系而采取对一系列涉及医疗卫生信息公开的内容和范围、方式和程序等行为所构成的行动过程进行指导的行为准则或行为规范，办法、方法、通知、指南、措施、实施细则等是这些行为准则或行为规范的最常见表现形式。

（3）面向"对象—内容"的医疗卫生信息公开政策基本研究框架

医疗卫生信息公开政策基本研究框架可以从医疗卫生信息公开政策的研究对象和研究内容两个层面来进行分析，初步搭建医疗卫生信息公开政策的"对象—内容"研究框架。一般来说，学科或研究领域的研究对象与其研究内容之间的关系可描述为：前者是后者的抽象表述，而后者是前者的具体化呈现，后者的明确又受到前者的制约。因此，要搞清楚医疗卫生信息公开政策的研究内容，首先需要对医疗卫生信息公开政策的研究对象进行明确。从公共政策的应用性出发，有学者认为，由于公共政策的功能机制和运行规律直接与人类及其特定社会现实的政策实践密切相关，因而可将公共政策的功能机制和运行规律视为公共政策学的研究对象[33]。由于医疗卫生信息公开政策作为公共政策对医疗卫生领域特定信息流通现实问题的实践方案，因此医疗卫生信息公开政策的研究对象就是医疗卫生信息公开政策的功能机制和运行规律。以医疗卫生信息公开政策研究对象及其与研究内容的相互关系为基础，可以从静态和动态两个层面进一步将医疗卫生信息公开政策研究内容进行划分，即分为静态层面的医疗卫生信息公开政策基础和动态层面的医疗卫生信息公开政策过程。面向"对象—内容"的医疗卫生信息公开政策基本研究框架如图5-2所示。

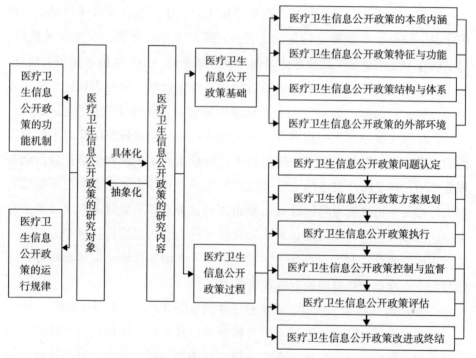

图5-2　面向"对象—内容"的医疗卫生信息公开政策基本研究框架

如图5-2所示，静态层面的医疗卫生信息公开政策基础主要研究医疗卫生信息公开政策的基础概念或基本机理问题，包括医疗卫生信息公开政策的本质内涵、医疗卫生信息公开政策特征与功能、医疗卫生信息公开政策结构与体系、医疗卫生信息公开政策的外部环境。医疗卫生信息公开政策的本质内涵涉及对医疗卫生信息公开政策内涵的理解，是研究的逻辑起点，同时也是从动态层面研究医疗卫生信息公开政策过程的逻辑基础。医疗卫生信息公开政策特征与功能方面的研究有利于明确科学有效的医疗卫生信息公开政策应具备的各类条件。医疗卫生信息公开政策结构与体系既要探讨单项医疗卫生信息公开政策文本的基本因素和内容构成，又要从系统科学视角探讨医疗卫生信息公开政策体系的关联结构与系统动力分析等问题。医疗卫生信息公开政策与其政策运行外部环境关联紧密，其表现为：一方面，从医疗卫生信息公开政策作用到外部环境来看，其揭示医疗卫生信息公开政策功能发挥对医疗卫生外部环境要素的影响方式和程度；另一方面，从医疗卫生信息公开政策运行外部环境作用于政策本身而言，其侧重于外界各类环境因素对医疗卫生信息公开政策的推动与制约问题。

政策生命周期模型是从动态层面对政策演化阶段的各过程所进行的模型化说明。从政策生命周期来看，完整政策过程包括政策议题的选择、制定、执行与评估等阶段[34]。基于政策生命周期理论，动态层面的医疗卫生信息公开政策过程可包括如下环节：医疗卫生信息公开政策问题认定、医疗卫生信息公开政策方案规划、医疗卫生信息公开政策执行、医疗卫生信息公开政策控制与监督、医疗卫生信息公开政策评估、医疗卫生信息公开政策改进或终结。政策问题认定是政策分析过程中最为关键和困难的环节[35]。医疗卫生信息不对称导致的医患矛盾与纠纷问题逐渐出现，同时保障社会公众知情权的权益诉求越发强烈，这成为医疗卫生信息公开政策问题认定的基本构成要素。医疗卫生信息公开政策方案规划本质上是在相关利益表达与综合协调基础上所进行的政策制定与采纳过程。作为医疗卫生信息公开政策执行的必要前置环节，医疗卫生信息公开政策方案要围绕其所要解决的政策问题来进行规划。医疗卫生信息公开政策方案规划的质量直接影响着医疗卫生信息公开政策能否顺利执行实施。公共政策执行是指公共政策方案被采纳以后，政策执行者通过一定的组织形式，运用各种政策资源，将已经制定好的政策内容转化为现实结果的过程[36]。医疗卫生信息公开政策方案规划若不能被顺利地转变为实践的过程并加以执行实施，再科学完善的医疗卫生信息公开政策方案规划也无法发挥任何作用，可见医疗卫生信息公开政策执行是解决医疗卫生信息公开政策问题进而实现其政策目标的重要阶段。健全政策执行机制与政策控制机制是政策运行中不可缺少的环节和手段[37]。医疗卫生信息公开政策控制与监督是医疗卫生信息公开政策运行过程中的宏观把握，是对前一过程环节的有效控制，重点对医疗卫生信息公开政策执行效力、医疗卫生信息公开政策执行效应、医疗卫生信息公开政策执行失真及其控制手段等内容进行研究。从政策运行过程来看，医疗卫生信息公开政策方案规划、医疗卫生信息公开政策执行、医疗卫生信息公开政策控制与监督三者是关系密切的整体，表现为医疗卫生信息公开政策方案规划离不开成功高效的医疗卫生信息公开政策执行，而医疗卫生信息公开政策执行又以医疗卫生信息公开政策控制与监督绩效的最大限度发挥为关键手段，这三者整体关联效应的实现是医疗卫生信息公开政策问题能否有效解决进而实现其政策目标的关键。从政策实施前后的时间来看，信息公开政策评估不仅包括对信息公开政策制定方案规划的评价和研究，还包括对信息公开政策执行及其实施效果的评估[38]。因此，医疗卫生信息公开政策评估既包括预评估，又包括后评估。从政策科学研究领域对政策阶段论的认识来看，政策评估是置于政策执行之后，同时置于政策终止之前的阶段[39]。医疗卫生信息公开政策评估为其后置环节——医疗卫生信息公开政策改进或终结提供决策支撑，医疗卫生信息公开政策的改进或终结策略离不开相应的医疗卫生信息公开政策评估。因此，可将医疗卫生信息公开政策改进或终结视为医疗卫生信息公开政策评估结果的应用。从政策系统分析来看，医疗卫生信息公开政策过程中的各个环节缺一不可，相互间紧密关联，环环相扣，共同服务于医疗卫生信息公开政策目标的实现。

5.2.2 医疗卫生信息公开政策制定协同动力模型分析

医疗卫生信息公开是医疗卫生服务机构适应当代医疗卫生改革发展的必然趋势。医疗卫生服务信息公开不仅关系到医疗卫生服务的质量，也是在此过程中进行公民知情权保障的关键[40]。医疗卫生信息公开领域相关法律规章、现代医疗卫生管理制度、医患矛盾处理三者构成了医疗卫生信息公开政策制定的动力因素。医疗卫生信息公开政策的制定动力主要来自三个方面，分别是相关法律规章层面、现代医疗卫生管理制度层面、医患矛盾处理层面。同时，这三大动力因素需要与医疗卫生服务机构实现信息公开的政策目标协同关联。医疗卫生信息公开政策制定协同动力模型如图5-3所示。

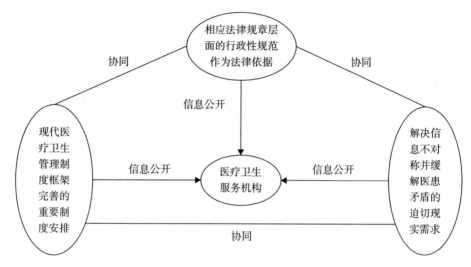

图5-3　医疗卫生信息公开政策制定协同动力模型

(1) 来自相应法律规章层面的行政性规范

医疗卫生信息公开政策制定有来自相应法律规章层面的行政性规范。保障公民知情权的法规规章是医疗卫生信息公开政策的主要依据与动力根源。最大程度上确保公众尤其是患者的知情权是医疗卫生服务信息公开政策制定的核心目标追求。《条例》第二十条对主动公开的政府信息进行了列举，如第十一项规定："扶贫、教育、医疗、社会保障、促进就业等方面的政策、措施及其实施情况。"可见，医疗卫生方面的政策、措施及其实施情况属于重点公开的政府信息。此条法律为医疗卫生信息公开政策的制定提供了强有力的法律保障。《制定办法》和《管理办法》是对《条例》进行落实的体现，也是医疗卫生信息公开政策最直接的规章依据。《制定办法》《管理办法》《目录》对医疗卫生服务机构信息公开政策的原则、范围和内容、方式和程序、监督管理和处罚等制定方向及其具体内容进行了相应规定。此外，除《制定办法》《管理办法》《目录》可作为医疗卫生信息公开政策制定的依据外，从《防治法》、《突发公共卫生事件应急条例》（本书中简称为《应急条例》）、《中华人民共和国消费者权益保护法》（本书中简称为《保护法》）中也都可以找到相应的法律依据。如《防治法》第三十八条规定："国家建立传染病疫情信息公布制度。公布传染病疫情信息应当及时、准确。"《应急条例》第二十五条规定："国家建立突发事件的信息发布制度。信息发布应当及时、准确、全面。"这里对传染病疫情信息、突发公共卫生事件等医疗卫生信息的及时公开进行了强制规定。《保护法》第二十条规定："经营者向消费者提供有关商品或者服务的质量、性能、用途、有效期限等信息，应当真实、全面，不得作虚假或者引人误解的宣传。"医疗卫生服务机构作为医疗卫生服务的提供者，其有义务向接受医疗卫生服务的消费者公开相关服务信息。可见，《条例》《制定办法》《管理办法》《目录》《防治法》《应急条例》《保护法》等相关规定是医疗卫生信息公开政策制定的重要法律规章依据。其中，《条例》《制定办法》《管理办法》又为医疗卫生信息公开政策的制定提供了最直接依据。

（2）现代医疗卫生管理制度框架完善的重要制度安排

医疗卫生信息公开政策制定是现代医疗卫生管理制度框架完善的重要制度安排。医疗卫生信息公开政策的实施与监管职能的实现是深化卫生管理体制改革、保障医疗卫生业务机构良性运作的根本举措[41]。现代医疗卫生管理制度框架的设计与实现同样离不开医疗卫生信息公开政策及其实施绩效作用的支撑。一般来说，现代医疗卫生管理制度框架包括医疗卫生外部管理制度、医疗卫生内部管理制度以及医疗卫生管理配套制度。无论是以体制创新为核心的现代医疗卫生外部管理制度，还是以治理变革为核心的现代医疗卫生内部管理制度，都离不开相应信息公开政策作为配套制度的保障与支撑。可以说，医疗卫生信息公开政策作为现代医疗卫生管理的一种制度安排，既是现代医疗卫生管理制度框架的基础内容，又是现代医疗卫生管理配套制度的核心设计。

（3）有缓解医患之间矛盾的迫切现实需求

医疗卫生信息公开政策制定存在缓解医患之间矛盾的迫切现实需求。医疗机构信息公开的不足加剧了医患间信息不对称的程度，由于信息公开在针对性、规模和途径等方面所导致的信息不对称问题可通过医疗机构信息公开制度和措施来进行纠正[42]。可以说，医疗卫生信息公开是有效维护医疗卫生活动中医患双方权益公平和医患关系平等的重要方式[43]。医疗信息公开对抑制医患纠纷具有重要作用，其作用表现为[44]：能缓解医患之间的信息不对称从而增加医患之间的互信、使医患之间的委托代理关系更加和谐、可有效防范医患双方的道德风险、可防止逆向选择从而提高医疗服务水平。通过医疗卫生服务机构在其提供医疗卫生服务过程中的信息公开来解决医疗卫生服务机构、医师与患者三方在信息不对称条件下产生的信息不对称问题，有助于解决日益紧张的医患矛盾并推动和谐医患关系的形成[45]。可见，医患之间信息不对称是导致医患矛盾的重要原因，而医疗卫生机构实行信息公开能最大程度上减少信息不对称现象，因而医疗卫生信息公开是缓解医患矛盾的有效路径。从医患矛盾的成因以及医疗卫生信息公开对解决医患矛盾问题的作用来看，医疗卫生信息公开政策的制定有缓解医患矛盾的迫切现实需求。

5.3 医疗卫生信息公开政策评价框架

5.3.1 医疗卫生信息公开政策评价价值分析

医疗卫生信息公开政策评价本质上是属于医疗卫生信息管理领域政策的评价与管理研究。医疗卫生信息公开政策管理是医疗卫生信息公开工作的重要组成内容之一，而实现医疗卫生信息公开政策的科学管理离不开针对医疗卫生信息公开政策的评价分析工作。医疗卫生信息公开政策评价分析对医疗卫生信息公开服务具有重要的理论意义与实践价值。医疗卫生信息公开政策评价基本要素体系是整个医疗卫生信息公开政策体系的子系统，开展医疗卫生信息公开政策评价工作是医疗卫生信息公开政策分析过程中必不可少的重要环节。开展医疗卫生信息公开政策评价分析，既有利于完善医疗卫生信息公开政策体系，又有利于推进医疗卫生信息公开服务工作。开展政策评价就是为政策及其体系进一步调整、完善与创新提供决策依据与支持服务的过程。同样，医疗卫生信息公开政策本身具有的科学性、适用性，及其执行实施后所产生的绩效都需要进行相应评价监督。为使医疗卫生信息公开政策有效保障医疗卫生信息公开服务质量，以及对医疗卫生信息管理工作产生良好推动效应，应及时开展针对医疗卫生信息公开政策的评价实践活动，即需要对医疗卫生信息公开政策的好坏、水平程度及其执行效应进行综合评价分析。医疗卫生信息公开政策评价对于医疗卫生信息公开政策及其体系的完善与创新管理具有十分重要的作用，通过评价功能的实现能有效降低医疗卫生信息公开政策运行中的不利影响，并能助力医疗卫生信息公开政策的科学适用性与绩效水平提升，进而发挥政策功效来有效推进医疗卫生信息公开服务工作。医疗卫生信息公开政策评价价值功能，如图5-4所示。

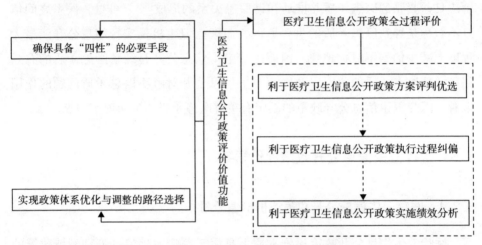

图5-4　医疗卫生信息公开政策评价价值功能

如图5-4所示，医疗卫生信息公开政策评价价值功能主要体现在三个方面：一是确保医疗卫生信息公开政策具备"四性"的必要手段，二是实现医疗卫生信息公开政策体系优化与动态调整的路径选择，三是利于实现医疗卫生信息公开政策"前—中—后"全过程评价分析。

（1）确保医疗卫生信息公开政策具备"四性"的必要手段

为最大限度地提升医疗卫生信息公开政策有效保障与提升医疗卫生信息公开服务质量并促进医疗卫生信息公开工作的不断创新完善，首先应保证医疗卫生信息公开政策具备科学性、适用性、合理性和有效性（本书中简称为"四性"）。而开展针对医疗卫生信息公开政策的综合评价工作是保证其具备"四性"的必要手段。从医疗卫生信息公开政策评价内涵看，确保医疗卫生信息公开政策具备"四性"，既包括对医疗卫生信息公开政策方案本身具备"四性"的综合评判优选工作，又包括对医疗卫生信息公开政策执行过程具备"四性"的综合评判分析，还包括对医疗卫生信息公开政策实施绩效结果具备

"四性"的综合评判分析。

（2）实现医疗卫生信息公开政策体系优化与动态调整的路径选择

医疗卫生信息公开政策体系对于整个医疗卫生信息公开服务管理活动具有重要的指导意义，构建科学合理的医疗卫生信息公开政策体系能在最大程度上指导各类医疗卫生信息公开服务的功能配置与内容调整，提高医疗卫生信息公开服务管理效率与有效性。通过相应的医疗卫生信息公开评价指标及其模型对医疗卫生信息公开"方案优选—执行过程—实施绩效"的全过程进行科学合理的综合评价分析，并及时将相应的评价结果反馈给医疗卫生信息公开主管部门。主管部门根据相应医疗卫生信息公开政策评价结果信息对医疗卫生信息公开政策体系内的相关政策进行科学合理的动态调整管理工作。通过运用医疗卫生信息公开政策评价结果，以期能在最大程度上实现医疗卫生信息公开政策体系的结构优化与动态调整。

（3）利于实现医疗卫生信息公开政策"前—中—后"全过程评价分析

从评价流程来看，可将医疗卫生信息公开政策综合评价分为医疗卫生信息公开政策方案评价、医疗卫生信息公开政策执行过程评价、医疗卫生信息公开政策实施绩效评价。医疗卫生信息公开政策综合评价是基于医疗卫生信息公开政策全生命周期的"前—中—后"全过程评价分析，医疗卫生信息公开政策评价价值功能也体现在相应的全过程评价分析阶段中。医疗卫生信息公开政策方案评价是医疗卫生信息公开政策制定科学化的基本要求，其作为医疗卫生信息公开政策综合评价的前置环节，主要通过医疗卫生信息公开政策方案的评价与优选来助力于保障医疗卫生信息公开政策执行实施。医疗卫生信息公开政策执行过程评价作为医疗卫生信息公开政策综合评价的中间环节，主要是对医疗卫生信息公开政策执行情况进行评价分析，有利于实现医疗卫生信息公开政策执行过程的纠偏处理，从而助力于医疗卫生信息公开政策执行过程的纠偏决策更合理。医疗卫生信息公开政策实施绩效评价作为医疗卫生信息公开政策综合评价的最后一个环节，主要是在医疗卫生信息公开政策执行实施一段时间后，对其产生的政策效果、政策效益和政策效应进行分析和判断，其本质是医疗卫生信息公开政策实施效果与影响的绩效评价和测度分析。

5.3.2 医疗卫生信息公开政策评价基本要素

医疗卫生信息公开政策评价基本要素体系是开展医疗卫生信息公开政策评价工作的基本指南，也是科学开展医疗卫生信息公开政策评价分析工作的重要基础。评价体系要素主要包括评价主体、评价客体、评价指标、评价目标、评价方法、评价制度等[46-50]。不同的评价系统根据不同的评价活动具体需求具备不同的评价系统要素，一个评价系统至少应包括评价主体子系统、评价客体子系统、评价指标子系统、评价方法子系统等内容[51]。因此，可用医疗卫生信息公开政策评价的主体、客体、方法、指标四个基本要素来构建医疗卫生信息公开政策评价体系。

（1）医疗卫生信息公开政策评价主体体系

公共政策评价主体在公共政策评价过程中发挥着主导性作用，它在很大程度上决定着公共政策评价的指标、过程、方法等基本要素，也是确保公共政策评价工作有效性的重要保障。因此，确立公共政策评价主体是公共政策分析中涉及评价过程的一个重要环节。确立运作结构完善、作用机制优良的政策评价主体体系对公共政策评价的成功与否起着举足轻重的作用[52]。公共政策评价分析应避免出现公共政策评价主体的确立不合理且过于单一化等问题。公共政策评价主体在整个评价活动中具有重要的作用，为保障公共政策评价的有效性，以及助力公共政策评价的改进完善，应坚持利益相关原则、多元化原则、独立性原则、专业化原则、公开公平原则、代表性原则来确立客观、独立、合理、有效的政策评价主体[53]。构建包括政府部门、企业、公民和第三部门在内的多元政策评价主体体系，是保证政策评价公开性、公正性和客观性，提高政策评价质量的关键[54]。因此，确立多元化、复合型的医疗卫生信息公开政策评价主体体系十分重要。政策评价主体包括政策制定者和执行者、政策（理论）研究者、专业评估团体、政策监督者、政策作用的对象、大众传媒等[55]。医疗卫生信息公开政策评价主体是指直接或间接地主持、组织或参与医疗卫生信息公开政策评价过程的组织机构或人员，可以结合公共政策评价主体选择的原则，来确立医疗卫生信息公开政策评价主体。医疗卫生信息公开政策评价主体体系，如图5-5所示。

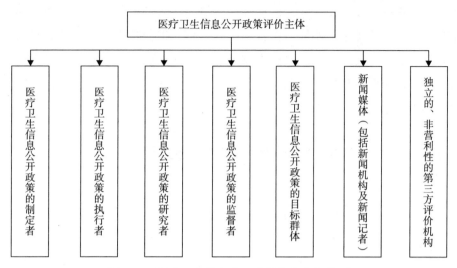

图 5-5 医疗卫生信息公开政策评价主体体系

如图 5-5 所示，多元化、复合型的医疗卫生信息公开政策评价主体体系主要包括医疗卫生信息公开政策的制定者、执行者、研究者或学术研究团队、监督者、目标群体，以及新闻媒体（包括新闻机构及新闻记者）和独立的且非营利性的第三方评价机构。

（2）医疗卫生信息公开政策评价客体体系

从本质上看，医疗卫生信息公开政策评价客体是明确解决评价过程中评价对象的问题，即医疗卫生信息公开政策评价客体是指医疗卫生信息公开政策评价的主要特定对象。从医疗卫生信息公开政策全生命周期的"前—中—后"全过程评价分析看，医疗卫生信息公开政策评价客体包括"前客体—中客体—后客体"，其中"前客体"是指医疗卫生信息公开政策方案的适用性，"中客体"是指医疗卫生信息公开政策执行过程，"后客体"是指医疗卫生信息公开政策实施绩效。医疗卫生信息公开政策方案评价侧重于对单个或多个医疗卫生信息公开政策方案的科学适用性进行评判优选工作，以保证通过的医疗卫生信息公开政策最大程度上具备科学适用性。医疗卫生信息公开政策执行过程评价侧重于对通过实施的医疗卫生信息公开政策执行过程进行纠偏分析，以保证医疗卫生信息公开政策执行过程顺畅。医疗卫生信息公开政策实施绩效侧重于在医疗卫生信息公开政策执行实施一段时间之后对其所产生的效能与效益进行综合评价。尽管医疗卫生信息公开政策评价客体具有阶段性差异,导致开展相应评价工作目的具有区别,但整体上基于差异化评价客体的医疗卫生信息公开政策评价均致力于为整个医疗卫生信息公开政策体系的修订与完善提供相应的决策参考。医疗卫生信息公开政策评价客体体系,如图5-6所示。

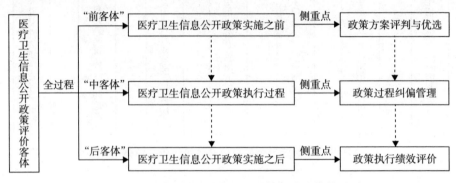

图5-6 医疗卫生信息公开政策评价客体体系

如图5-6所示,从全过程评价视角看,医疗卫生信息公开政策评价客体包括"前客体—中客体—后客体",其分别对应着基于差异化评价客体的医疗卫生信息公开政策评价侧重点,依次是医疗卫生信息公开政策方案评判与优选、医疗卫生信息公开政策过程纠偏管理和医疗卫生信息公开政策执行绩效评价。

(3) 医疗卫生信息公开政策评价方法体系

评价方法是否恰当、是否有效直接影响着相应的评价结果[56]。因此,医疗卫生信息公开政策评价方法的选择将直接影响着整个评价过程与结果。从本质内涵看,医疗卫生信息公开政策评价方法是指为实现评价目标,以评价客体与评价环境分析为基础,采用或设计用于医疗卫生信息公开政策评价工作的工具或模型。由于医疗卫生信息公开政策评价客体具有阶段差异性,故医疗卫生信息公开政策评价方法针对不同的医疗卫生信息公开政策评价客体要体现出相应的差异性。医疗卫生信息公开政策评价过程中选择的方法集合就形成相应医疗卫生信息公开政策评价方法体系。从差异化评价客体视角出发,设计的医疗卫生信息公开政策评价方法体系,如图5-7所示。

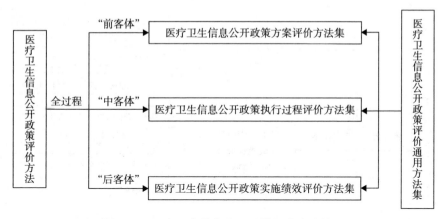

图 5-7　医疗卫生信息公开政策评价方法体系

图 5-7 显示了基于全过程评价的医疗卫生信息公开政策评价方法体系，即面向差异化评价客体的医疗卫生信息公开政策评价方法体系，包括适用于医疗卫生信息公开政策方案评价的方法集，如边界分析法与结构化分析法[57]、量化方法[58]等；适用于医疗卫生信息公开政策过程评价的方法集，如政策过程与分析方法[59]、话语分析[60]、政策工具分析[61]等；适用于医疗卫生信息公开政策绩效评价的方法集，如回归控制法[62]、比较分析法[63]、合成控制法[64]等；适用于三类评价客体的医疗卫生信息公开政策绩效评价通用方法集，如层次分析法[65]、模糊数学分析[66] 等。

（4）医疗卫生信息公开政策评价指标体系

评价指标体系的设计是影响评价质量的主要因素，科学的评价指标体系是提高评价质量的基础[67-68]。医疗卫生信息公开政策评价指标是指在开展医疗卫生信息公开政策评价的过程中，指导医疗卫生信息公开政策评价工作开展的量化尺度，是对评价客体全部或部分特性的实际概念表征。医疗卫生信息公开政策评价指标体系来自多维度的医疗卫生信息公开政策评价指标复合，构建科学合理的医疗卫生信息公开政策评价指标体系有利于整个评价实施过程的顺利开展。医疗卫生信息公开政策评价指标体系，如图 5-8 所示。

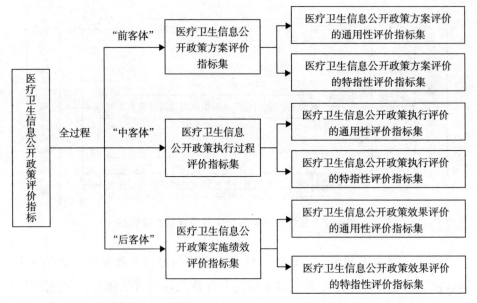

图 5-8　医疗卫生信息公开政策评价指标体系

如图 5-8 所示，从全过程评价视角看，医疗卫生信息公开政策评价指标包括面向"前客体"的医疗卫生信息公开政策方案评价指标集、面向"中客体"的医疗卫生信息公开政策执行过程评价指标集、面向"后客体"的医疗卫生信息公开政策实施绩效评价指标集。同时，不同差异化评价客体的医疗卫生信息公开政策评价指标集又包含相应的基础评价指标集和特指性评价指标集。

[参考文献]

[1] 李贤民. 信息政策对信息化建设的影响 [J]. 现代情报，2008，28（12）：48-50.

[2] 杨绍兰. 美国信息政策对其信息化发展历程的影响 [J]. 现代情报，2005（2）：50-51.

[3] 马海群. 关于大学信息公开政策的制定与评价研究的思考 [J]. 教育探索，2011（2）：35-36.

[4] 吕红. 国内人文社会科学视野下大数据研究力量布局与研究前沿识别 [J].

现代情报，2017，37（3）：132-140.

[5] 孙思，沈丽宁，王珊，等. 我国卫生信息政策体系框架构建研究［J］. 中国卫生信息管理杂志，2018，15（1）：36-40，45.

[6] 周元元，陈大方."互联网+医疗健康"中法律与政策保障现状分析与建议［J］. 中国癌症防治杂志，2020，12（6）：606-610.

[7] 葛鹏楠，赵雨，韩彩欣. 互联网医疗政策的执行问题和对策——基于史密斯模型的分析［J］. 卫生经济研究，2021，38（1）：17-21.

[8] 国家开发银行"中国公立医院改革与民生金融发展研究"课题组. 促进"互联网+医疗"发展的政策体系研究［J］. 中国经贸导刊（理论版），2018（5）：36-40.

[9] 周洲，买淑鹏，蔡佳慧，等. 我国"互联网+医疗"政策体系的初探［J］. 中国卫生事业管理，2016，33（6）：404-405，457.

[10] 郑秋莹，汪晨，关泽，等. 基于词频分析的我国"医疗互联网+"政策解读［J］. 中国医院，2020，24（9）：5-9.

[11] 孙昌赫，翟铁民，王荣荣，等. 基于政策工具的我国"互联网+医疗健康"政策内容分析［J］. 中国卫生经济，2020，39（1）：13-17.

[12] 文学斌，曹艳林，王将军，等. 远程医疗发展政策法律分析［J］. 基础医学与临床，2015，35（6）：838-841.

[13] 罗益佳，周典，徐慧，等. 基于史密斯模型的远程医疗政策执行分析［J］. 南京医科大学学报（社会科学版），2020（3）：210-214.

[14] 蔡佳慧，田国栋，张涛，等. 我国远程医疗法律与政策保障现状分析与建议［J］. 中国卫生信息管理杂志，2011，8（4）：28-31.

[15] 翟运开，周银龙，孙东旭，等. 我国远程医疗发展的政策约束及其纾解［J］. 中国卫生事业管理，2014，31（10）：728-731.

[16] 刘洪雷，张世红，门一帆，等. 关于远程医疗国内外政策分析与启示［J］. 中国医院，2018，22（6）：39-42.

[17] 张韦，何东，张研，等. 政策工具视角下我国远程医疗国家层面政策分析（1997—2019）［J］. 中国卫生政策研究，2020，13（6）：56-64.

[18] 沈慧煌，赵静，马涵彬，等. 我国健康医疗大数据政策文本分析——基于政策工具视角［J］. 卫生经济研究，2021，38（8）：11-15，18.

[19] 邵慧丽,张帆,郝哲,等.基于知识图谱国际视野下大数据研究可视化分析[J].图书馆杂志,2016,35(5):13-19,31.

[20] 吕红.基于知识图谱的国际健康大数据研究可视化分析[J].图书情报导刊,2019,4(1):65-73,77.

[21] 杨善发,王永莲.论我国医疗信息公开政策与医疗服务监管[J].中国农村卫生事业管理,2005(3):3-5.

[22] 郭蕊.综合监管背景下构建医疗服务信息披露的制度框架和政策建议[J].中国行政管理,2020(5):133-139.

[23] 陈刚,黄丽萍.医疗服务信息披露管制机制及政策建议[J].人民论坛,2015(20):155-157.

[24] 吕红.医疗卫生信息公开政策的基本研究框架与制定协同动力模型构建[J].现代情报,2018,38(2):36-40,177.

[25] 中华人民共和国政府信息公开条例(中华人民共和国国务院令第711号)[EB/OL].[2021-10-19].http://www.gov.cn/zhengce/content/2019-04/15/content_5382991.htm?tdsourcetag=s_pcqq_aiomsg.

[26] 国务院办公厅关于印发《公共企事业单位信息公开规定制定办法》的通知(国办发〔2020〕50号)[EB/OL].[2022-01-06].http://www.gov.cn/zhengce/content/2020-12/21/content_5571847.htm.

[27] 关于印发医疗卫生机构信息公开管理办法的通知(国卫办发〔2021〕43号)[EB/OL].[2022-01-06].http://www.gov.cn/zhengce/zhengceku/2022-01/05/content_5666487.htm.

[28] 国家卫生健康委办公厅关于印发医疗卫生机构信息公开基本目录的通知(国卫办政务发〔2022〕1号)[EB/OL].[2022-01-27].http://www.nhc.gov.cn/bgt/s7693/202201/9429a235ed414d019ebccaa7ac2aae5a.shtml.

[29] 国务院办公厅关于城市公立医院综合改革试点的指导意见(国办发〔2015〕38号)[EB/OL].[2022-01-27].http://www.gov.cn/zhengce/content/2015-05/17/content_9776.htm.

[30] 王永莲.卫生信息化与卫生信息公开的关系探究[J].中华全科医学,2013,11(10):1635-1636.

[31] 余瑶.对我国医疗卫生服务信息公开的建议[J].中国医院管理,2006,

26（6）：7-10.

[32] 郑磊. 西方公共信息政策文献概述：定义与分析框架 [J]. 电子政务，2008（2）：121-125.

[33] 胡平仁. 公共政策学研究对象和内容新论 [J]. 理论探讨，1995，(2)：45-47.

[34] 马海韵. 政策生命周期：决策中的前瞻性考量及其意义 [J]. 安徽师范大学学报（人文社会科学版），2012（3）：348-352.

[35] 陈振明. 公共政策学——政策分析的理论、方法和技术 [M]. 北京：中国人民大学出版社，2004.

[36] 白现军. 公民参与公共政策执行的政治逻辑与实现路径 [J]. 理论导刊，2016（9）：22-25.

[37] 何东平. 关于近年来政策执行偏差问题研究述要 [J]. 行政论坛，2006（5）：50-53.

[38] 吕红. 高校信息公开政策评价理论体系的构建研究 [J]. 图书情报工作，2012，56（18）：25-28.

[39] 熊烨，周建国. 全球化时代政策转移有效性评估研究——前瞻性评估的视角 [J]. 湖北社会科学，2016（7）：16-23.

[40] 阚凯，石悦. 论基本医疗卫生服务中的公民知情权 [J]. 中国卫生事业管理，2013，30（12）：918-920.

[41] 杨善发，王永莲. 论我国医疗信息公开政策与医疗服务监管 [J]. 中国农村卫生事业管理，2005，25（3）：3-5.

[42] 张录法，黄丞，谷华. 医疗机构信息公开现状及对策研究 [J]. 情报科学，2006，24（2）：275-278.

[43] 喻小勇，田侃. 试论医患纠纷中的医疗信息公开问题 [J]. 南京医科大学学报（社会科学版），2010，10（2）：108-111.

[44] 张晴晴，洪学智，张金，等. 医疗信息披露视角下医患纠纷成因与对策分析 [J]. 中国医药导报，2016，13（14）：162-165.

[45] 吕红. 医疗卫生信息公开研究主题识别与热点趋势分析 [J]. 现代情报，2017，37（2）：112-118.

[46] 叶继元. 人文社会科学评价体系探讨 [J]. 南京大学学报（哲学·人文科

学·社会科学), 2010, 47 (1): 97-110, 160.

[47] 连燕华, 马晓光. 评价过程分析模型探讨 [J]. 研究与发展管理, 1999, 11 (3): 1-5.

[48] 文庭孝. 科学评价理论体系的构建研究 [J]. 重庆大学学报 (社会科学版), 2008, 14 (3): 63-69.

[49] 马海群. 高校信息公开政策研究 [M]. 北京: 知识产权出版社, 2013.

[50] 王海政, 仝允桓, 徐明强. 面向对象的基于评价要素集成的技术评价体系研究 [J]. 科学学与科学技术管理, 2006 (12): 30-36.

[51] 吕红. 高等教育质量标准体系评价与创新研究 [M]. 北京: 科学出版社, 2018.

[52] 赵勇, 李敏. 试析公共政策评估主体的多元性 [J]. 上海行政学院学报, 2005 (6): 41-46.

[53] 高洁. 公共政策评估主体性原则思考 [J]. 理论探索, 2007 (3): 127-128, 160.

[54] 王晓丽. 政策评估的标准、方法、主体 [J]. 福建论坛 (人文社会科学版), 2008 (9): 137-140.

[55] 杨成虎. 我国政策评估研究中的若干问题初探 [J]. 北京科技大学学报 (社会科学版), 2010, 26 (1): 60-64.

[56] 吕红. 高校信息公开政策评价理论体系的构建研究 [J]. 图书情报工作, 2012, 56 (18): 25-28, 92.

[57] 杨成虎. 政策方案的政治可行性研究方法 [J]. 攀登, 2013, 32 (2): 35-40.

[58] 王乐昌. 量化方法在我国政策方案规划中的应用研究 [D]. 武汉: 华中师范大学, 2014.

[59] 黄璜. 政策科学再思考: 学科使命、政策过程与分析方法 [J]. 中国行政管理, 2015 (1): 111-118.

[60] 朱亚鹏. 专栏导语: 话语分析: 理解政策过程的重要视角与方法 [J]. 公共行政评论, 2015, 8 (5): 50-54.

[61] 赵筱媛, 苏竣. 基于政策工具的公共科技政策分析框架研究 [J]. 科学学研究, 2007 (1): 52-56.

[62] 郐栋玺. 市场约束、显性存款保险制度与银行风险承担——基于回归控制法的研究 [J]. 金融监管研究, 2020 (2): 35-50.

[63] 田鹏许, 周云, 骆智娟. 基于比较分析法的住房公积金贷款政策后评估研究 [J]. 建筑经济, 2015, 36 (7): 73-78.

[64] 王缘, 穆兰. 自贸试验区建设对外商投资的溢出效应——基于合成控制法的陕西实证 [J]. 西部经济管理论坛, 2022, 33 (4): 37-47.

[65] 邓雪, 李家铭, 曾浩健, 等. 层次分析法权重计算方法分析及其应用研究 [J]. 数学的实践与认识, 2012, 42 (7): 93-100.

[66] 刘进才. 公共政策评估的模糊数学方法 [J]. 中共中央党校学报, 2001 (1): 103-106.

[67] 郭杰, 包倩, 欧名豪, 等. 农村居民点整理适宜性评价及其分区管制 [J]. 中国人口·资源与环境, 2015, 25 (4): 52-58.

[68] 李光英. 基于熵的房地产开发企业核心竞争力评价的组合权值方法 [J]. 技术经济, 2007 (2): 67-69, 78.